Dieta Vegana

Recetas hechas de plantas para una vida más larga y
saludable para hombres y mujeres

(Salud renal y sodio para vegetarianos y veganos)

Quentin Maxwell

TABLA DE CONTENIDOS

Introducción.. 1

Rompiendo Mitos Sobre La Crianza Vegana.............. 3

Consideraciones Importantes Sobre La Dieta Cetogénica Vegana.. 6

La Dieta Cetogénica..22

Suprime O Corta Los Alimentos Procesados 26

Cocinar Vegano Como Base 28

¿Estamos Destinados A Consumir Carne? 33

Nuggets De Chisken Sin Carne De Res........................49

El Vegano Libro Verde 66

Eliminar Mitos Sobre El Fisicoculturismo Vegano.80

La Leche Se Puede Reemplazar En Las Recetas ...116

Dieta Secreta De Plantas 125

Pizza Pita 144

Una Delicia De Banano Y Leche De Coco 146

Introducción

Si está leyendo este libro, debería considerar cambiar su dieta. Este artículo presenta treinta recetas veganas deliciosas y fáciles de preparar, todas las cuales son compatibles con un estilo de vida cetogénico (también conocido como "ceto"). Estas recetas son una manera fácil de mantenerse en cetosis y disfrutar de la vida, ya sea que sea un vegano desde hace mucho tiempo que está aprendiendo sobre la dieta cetogénica por primera vez, o un fanático de la dieta cetogénica que solo busca algo nuevo para agregar a su repertorio de cocina. Aunque es vegana, la dieta cetogénica tiene beneficios para la salud.

La dieta cetogénica es una dieta que reduce los carbohidratos, aumenta las grasas y reduce las proteínas. Su ingesta diaria debe consistir en entre 60 y 75 por ciento de calorías de grasa, entre 15 y 30 por ciento de proteínas y entre 5 y 10 por ciento de carbohidratos para entrar en cetosis. Sin embargo, en contraste con la dieta cetogénica tradicional, que es rica en carne y mantequilla, necesitará consumir grasas y proteínas vegetales.

La ventaja de una dieta cetogénica vegana es que ofrece una amplia gama de comidas deliciosas que puede incluir en su rutina diaria sin comprometer sus metas estéticas y de salud. Una vez que esté familiarizado con los macronutrientes que su cuerpo necesita para mantenerse en cetosis, puede comenzar an improvisar y adaptar las recetas de este libro. Además, sus amigos y familiares se unirán a su estilo de vida cetogénico vegano cuando vean lo sabroso que está cocinando.

Rompiendo Mitos Sobre La Crianza Vegana

Los mitos más comunes sobre la dieta vegana para niños pequeños son estos. Recuerda que tendrás que adaptarte con el tiempo y que cada bebé tiene sus propias necesidades dietéticas, así que asegúrate de educarte lo más que puedas sobre lo que funcionará mejor para tu pequeño.

Mi punto uno es que tu cuerpo necesita leche y productos lácteos para desarrollar huesos fuertes.

Es cierto que la leche contiene calcio, pero la razón de esto es que la dieta de una vaca consiste en maíz y soya fortificadas con calcio. Como vegano, puede consumir alimentos vegetales ricos en calcio (como hojas verdes oscuras o alimentos a base de soja). Como resultado, también evitarás los productos lácteos con colesterol, antibióticos y hormonas. También debes asegurarte de que tu bebé reciba alrededor de 10 minutos de sol al día porque la vitamina D ayuda a tu cuerpo a descomponer el calcio. En los días nublados, puede agregar multivitamínicos a su dieta.

Misión 2: Para que los niños desarrollen músculos fuertes, deben comer carne, pescado o aves.

"¿De dónde podrás obtener proteína?" Es probablemente una de las preguntas más frecuentes y molestas que las personas hacen a los veganos a diario. Sin embargo, no importa cuán molesto pueda ser esto, la pregunta merece una respuesta precisa y cuidadosa, ya que muchas personas se han alejado de una dieta vegana debido a la información errónea sobre temas como este.

No te preocupes, tu pequeño necesitará diferentes cantidades de proteínas según su peso y edad. Tu bebé estará lo más saludable que pueda si incluye alimentos ricos en proteínas como frijoles, lentejas y guisantes en la mayoría de sus comidas.

Mito 3: cumplir con las necesidades nutricionales diarias de los niños es imposible con dietas veganas. Es difícil encontrar un médico que pueda respaldar tales afirmaciones sobre una dieta vegana con evidencia. La Academia de Nutrición y Dietética descubrió que seguir una dieta vegana bien planificada junto con una suplementación adecuada es muy seguro y beneficioso para la salud de un bebé. Esta es una de las principales figuras mundiales en nutrición. ¿Cómo se considera un sello de aprobación?

Entonces, ¿cómo implementamos una estrategia? Después de todo, hacer un seguimiento de las calorías para cada etapa del desarrollo de tu bebé y contar macro los gramos de calcio o las proteínas es fácil. Al principio, es mejor hacerlo paso a paso e intentar modificarlo según sea necesario.

Consideraciones Importantes Sobre La Dieta Cetogénica Vegana

Tenga cuidado con la "gripe cetogénica": cuando comienza a reducir los carbohidratos, puede sentirse débil e irritable y experimentar dolores de cabeza, náuseas leves, confusión cognitiva y una falta general de motivación. Esta es una etapa de "desintoxicación", pero lo superarás.

Vigile su consumo de alcohol. Los panes y las pastas, que son carbohidratos comunes, absorben mucho líquido; sin ellos, el alcohol se sentiría mucho más rápido. Por lo tanto, tenga cuidado al beber alcohol. Elija vinos secos, vinos espumosos, brandy o vodka si desea consumir una pequeña cantidad de alcohol durante su dieta cetogénica.

Cuide su ingesta de sal. Debe asegurarse de consumir suficiente sal si está siguiendo una dieta cetogénica. Si sigue una dieta cetogénica, debe aspirar a consumir entre 1000 y 2000 miligramos de sal al día. Esto es necesario durante la fase de "gripe cetogénica", cuando su cuerpo se libera de agua y sodio. Cualquier sal es buena, pero se cree que la sal rosada del Himalaya es la mejor.

Prepararse para los problemas intestinales. Su sistema digestivo puede verse temporalmente afectado por el alto volumen de grasa que consumirá. Puede sufrir de diarrea, estreñimiento, náuseas y otros problemas gastrointestinales. Sin embargo, estos problemas deben resolverse una vez que su cuerpo esté "acostumbrado a la grasa".

Puede inhalar. El aliento de cetonas temido es cierto. Cuando su cuerpo comienza a descomponer grandes cantidades de grasas y proteínas, producirá cetonas. Al respirar, se liberan cetonas, que son ligeramente dulces. Por lo general, esto es más evidente al principio de una dieta. Tener a mano dulces sin azúcar, mantener una buena higiene bucal y beber al menos dos litros de agua al día.

Alimentos más y menos recomendados

- Alimentos que no se recomienda

Los alimentos azucarados incluyen refrescos, jugos de frutas, batidos endulzados, productos horneados, helados, dulces y otros productos.

Granos o almidones: todos los cereales, como el trigo, el centeno, la avena, el amaranto, el arroz, los fideos y cualquier producto hecho de ellos.

Las verduras con almidón deben evitarse: patatas, maíz, calabaza, zanahorias y cualquier producto elaborado con estas.

Frutas: excepto pequeñas porciones de limón y bayas, no comer ninguna fruta.

Los guisantes, los frijoles, las lentejas y los garbanzos son frijoles o legumbres.

Azúcar y edulcorantes: se debe evitar completamente el azúcar, así como el aspartamo y la sucralosa.

Grasas y aceites procesados: Evite consumir aceites vegetales procesados como aceite de canola, aceite de cártamo, margarina, mezclas de mantequilla, mayonesa sin aceite de oliva y aceites de cocina.

El alcohol ayuda a prevenir la cetosis porque contiene muchos carbohidratos.

Alimentos dietéticos sin azúcar: en algunos casos, estos afectan los niveles de cetonas. Los alimentos más recomendados

Nueces y semillas: almendras, nueces, macadamia, nueces de Brasil, linaza, semillas de calabaza, semillas de girasol, semillas de chía, pastas y mantequilla de semillas (con moderación).

Aceites saludables: aceite de coco, aceite de aguacate y aceite de oliva virgen extra

Aguacate: se puede comer solo o con guacamole y salsa de aguacate recién hechas. El aguacate en crema es una excelente base para salsas, batidos cetogénicos y postres.

Alimentos y salsas con bajo contenido de carbohidratos

Verduras con bajo contenido de carbohidratos: tomates, pimientos verdes, calabacín, cebollas, champiñones, hinojo, ajo, brócoli y coliflor.

El tofu, el tempeh, el natto y el seitán son fuentes moderadas de proteínas veganas.

La leche de coco, la crema de coco y la harina de coco son productos de coco.

Las hierbas y especias son la sal, la pimienta, la albahaca, la cayena, la canela, el cilantro, el tomillo y la cúrcuma.

Condimentos: moderadamente salsa, salsa de soja y vinagres

El eritritol, el xilitol y la stevia están permitidos en pequeñas cantidades como edulcorantes con bajo contenido de carbohidratos.

Quesos y productos lácteos veganos

Algunas frutas son los arándanos, las moras, las frambuesas, las fresas y los limones.

10 recomendaciones para comenzar

1. Habla con un nutricionista

Primero, porque los hábitos que traemos de casa y la sociedad en la que vivimos controlan nuestras dietas.

Ambos están influenciados por la disponibilidad de alimentos y el mercado, y esto no siempre produce patrones saludables. Los nutricionistas también se formaron para asesorar a personas sin problemas de salud: no hace falta querer bajar de peso o estar enfermo para hacer una consulta. Convertirse en vegano requiere un proceso de aprendizaje, no solo en la forma en que preparamos los alimentos que probablemente probemos en nuestra vida diaria, sino también en cómo funcionan nuestros cuerpos. Más allá de lo que podemos investigar por nuestra cuenta, un especialista nos puede recomendar alimentos o formas de comer que se adapten a lo que cada organismo necesita según los resultados de los análisis, el estilo de vida de cada uno, la actividad física semanal e incluso según su carácter o temperamento.

2. Un cambio gradual sin preocupaciones

Hay personas que deciden dejar de comer carne, leche y huevos de un día para el otro, y lo hacen bien. Si es tu caso, está bien. Pero si no, no es necesario que lo hagas así. Aprovecha el tiempo que necesita. Me tomó casi un año abandonar completamente los alimentos de origen animal. Durante los primeros meses, seguía comiendo sushi de vez en cuando porque me encantaba mucho y no tenía idea de lo que pasaría después. Sin embargo, en algún momento comencé a sentir que no lo disfrutaba tanto o que me sentía pesado y náuseas.

En ocasiones, la conciencia no es suficiente para cambiar un hábito: hay millones de personas que saben lo que les hacen los animales en precaución pero siguen comiendo carne igual porque es rica, porque es su costumbre, porque tienen su mano. Si todavía tienes ganas de comer estas cosas, no te castigues; ¡eso es lo que hemos comido toda la vida! Es posible que no dejemos de desearlas de un día para el otro.

3. PENSANDO EN DONDE VAS A EMPEZAR

Si hace diez años eres vegetariano y vives con tus padres y comes carne todos los días, hacerte vegano no es lo mismo. Ser muy bueno cocinando no equivale a no poder hacer un huevo duro. Es más sencillo pensar en dejar la carne que si la amas, como yo pasaba a mí. Si consume mucho queso o leche, también.

Para planificar, puede establecer un objetivo de comer vegano una vez por semana o limitar la ingesta de alimentos animales an eventos sociales. No seas excesivamente severo contigo mismo. No importa si te lleva un año o mil años, no hay una meta a la que llegar; todo el tiempo estamos aprendiendo, y eso es lo más lindo de este camino.

4. ¿Cuál es el cambio que puedes implementar esta semana?

¿Puedes intentar comer un día completamente vegano? ¿Comer alimentos veganos todos los días? ¿Es posible substituir la leche de vaca por leche vegetal? ¿Es posible incluir frutos secos en el desayuno? ¿Es suficiente comer una fruta al día? Examine los cambios que puede hacer esta semana para adaptarse al tipo de alimentación que desea llevar teniendo en cuenta el punto anterior. Tal vez no sea conveniente sugerir que deje las golosinas de un día para otro si llegan mil cada día.

5. Piensa en agregar, no en reducir

Si hago una lista de las cosas que dejé de comer después de convertirme en vegano y otra lista de las cosas que agregué a mi dieta, la lista de la segunda será mucho más extensa que la lista de la primera. Sin embargo, no estaré seguro antes de comenzar, ya que la mayoría de las cosas se descubrieron recientemente. Si conoces an algún vegano, pregunte cuán extensas son sus listas. Si no, ingrese a cualquier cuenta de Instagram que comparta recetas veganas excelentes y verifique que los ingredientes que utilizan son los que nunca usas. Si te interesa este camino, no solo debes ser vegano, sino que también debes disfrutar de la cocina. Comiendo mucho más variado que nunca en tu vida.

6. Haz un buen regalo para el cumpleaños

Comprar algunas cosas mientras estás dentro de tu presupuesto. Observa lo que necesitas en tu cocina: ¿ensaladeras? ¿Frascos? ¿Un cuchillo afilado en la mano? ¿Un tablero? ¿Personas atractivas? ¿Un destornillador? Todas estas cosas se pueden comprar fácilmente y son económicas.

¿Qué productos naturales te brindan la misma calidad?

Considere si vienen por costumbre o si los ofrecen, pero no cambian la vida. En mi caso, el pollo, los pescados, algunos cortes de carne roja y la leche de vaca eran los ingredientes. Si puedes, intenta dejar de comerlos solo porque están disponibles o te los ofrecen.

Observar:8.

La carrera no es para mí. No importa el objetivo, sino los cambios que puedan incorporar con entusiasmo todos los días. Comemos alimentos ricos en grasas y azúcar desde que somos bebés. No hay nadie que nos obligue a cambiar de un día para el otro, ni siquiera de un año para el otro. Olvídate del objetivo. Incluya todo lo que puedas, cuando puedas, con entusiasmo. Ya estás comenzando a preparar el camino.

9. Incluye alimentos que ya conoces.

Los problemas son los que vienen a menudo y te encantan. Considere las variaciones en la comida durante toda la vida. Muchas cosas, como guacamole, fideos con salsa, guiso de lentejas sin carne, hummus, tarta de verduras y wok de vegetales, se pueden adaptar fácilmente an una dieta vegana. Hay muchas comidas seguras que sabes preparar y puedes incluir en tu dieta hoy mismo.

10. Mantenga la motivación

Cada tanto, vaya a las áreas o negocios de su ciudad donde se encuentran grandes ferias dietéticas, agroecológicas o de productos para cocinar. Sigue las publicaciones de Instagram. Intercambia recetas con amigos e invítalos a probar lo que cocinas. Cada tanto, dedique un día para preparar conservas y mezclar fórmulas.

La opción ideal.

El 25% de verduras, el 25% de proteínas y el 25% de cereales integrales son ideales.

Si la dieta anterior consistía en carne, un primer paso podría ser comenzar a comer verduras, cereales y alimentos menos conocidos, como el tofu o la quinua, que son dos de los alimentos más proteínicos. No solo es difícil acostumbrarse a comer cosas nuevas, sino también porque no se sabe cómo afectarán su cuerpo y su salud.

La vitamina C

La vitamina C mejora la absorción del hierro de los alimentos.

PANEL INTEGRADO

Se puede encontrar en pan integral con semillas, hortalizas de hoja verde y tubérculos, alubias, guisantes y frutos secos. Pero si eso no es suficiente, puede tomar un suplemento hasta alcanzar los

8 mg al día requeridos por las mujeres y los 12 mg por los hombres.

OMEGA III

Un ácido graso que es esencial.

Los veganos pueden encontrarlo en linaza, judías de soja, semillas de chía, nueces e incluso algas. El Omega-3 es esencial para el funcionamiento de la vista y el cerebro, y tiene propiedades antiinflamatorias y reduce el colesterol.

D vitamina

Se puede obtener de la luz solar por 10 a 15 minutos al día, lo que es suficiente para mantener los huesos saludables y fortalecer el sistema inmunológico. Sin embargo, si no es así, es bueno comer cereales, leche de soja, naranjas y setas shiitake.

CALCIO

Los alimentos que contienen calcio incluyen grelos, brócoli, col verde, chía, garbanzos, judías negras, soja y almendras.

Las setas, las espinacas y las almendras contienen vitamina B2 o riboflavina.

La riboflavina, o vitamina B2, transforma los alimentos en energía.

YODO

El selenio, un antioxidante que se encuentra principalmente en las nueces de Brasil, o los productos del mar como las algas, cuya deficiencia puede causar problemas de tiroides.

La mitad de tu comida debe ser cocinada y no cruda.

Los vegetarianos o veganos suelen perder peso. Pero si te atiborras de patatas fritas y otras cosas de picar o comidas preparadas, puede ocurrir todo lo contrario.

perder energía.

Te falta energía por dos razones principales. Uno es reducir el consumo de pan y cereales mientras se evita el consumo de proteínas y grasas saludables. El efecto es una disminución repentina del nivel de azúcar en la sangre, lo que significa que no tienes baterías. El déficit de hierro y vitamina B12 es otro problema.

Debe consumir una cantidad suficiente de proteína cada día.

Tener hambre tan pronto como has comido no es una buena señal.

La recomendación final

En última instancia, una recomendación es que aprenda nuevas recetas y elaboraciones para que su dieta sea agradable y atractiva al mismo tiempo que saludable y nutritiva.

La Dieta Cetogénica

La dieta cetogénica, que ha existido durante varias décadas, reduce los carbohidratos. Es extremadamente riguroso con respecto a la cantidad de carbohidratos que consume, generalmente 20 gramos por día y no más de 50.

La dieta ketogénica normal (SKD)

El plan Keto estándar tiene un bajo contenido de carbohidratos, una cantidad moderada de proteínas y un alto contenido de grasas saludables. Los porcentajes típicos consisten en un 75 % de grasa, un 20 % de proteínas y un 5 % de carbohidratos.

Dieta con alto contenido de proteínas cetogénicas

El plan alto en proteínas es similar al SKD, pero tiene más proteínas. En general, la proporción es de 60 % grasa, 35 % proteína y 5 % carbohidratos.

También hay otras dos dietas cetogénicas, la Dieta cetogénica cíclica y la Dieta cetogénica dirigida, que cambian su ingesta de carbohidratos según el ejercicio.

Según la dieta cetogénica, los carbohidratos deben provenir de vegetales sin almidón y algunos productos lácteos.

La fórmula de carbohidratos sin carbohidratos

Los carbohidratos netos son los que influyen en los niveles sanguíneos de azúcar, y son los únicos que se incluyen en una dieta baja en carbohidratos.

La fórmula básica es:

Los carbohidratos netos se calculan dividiendo los carbohidratos totales por la fibra.

Revise las etiquetas de los alimentos para asegurarse de que cumplan con sus límites diarios de carbohidratos.

Eliminar azúcares

La restricción de todos los azúcares durante una dieta baja en carbohidratos es otra cosa a tener en cuenta. Los alimentos con alto contenido de azúcar natural y los azúcares refinados tienen altos niveles de carbohidratos.

Esto incluye todos los dulces, refrescos, frutas, leche, azúcar de mesa y cualquier otro alimento que naturalmente contenga azúcar o esté hecho con él.

La eliminación del azúcar es fundamental para prevenir la ketosis.

Los alimentos con alto contenido de azúcar te harán alcanzar y superar rápidamente tu ingesta diaria de carbohidratos.

Eliminación de almidones

Los almidones, incluidas las vegetales con almidón, son dos cosas que un plan bajo en carbohidratos debe evitar: desencadenar una respuesta de insulina en el cuerpo y proporcionar combustible a base de carbohidratos.

Esto incluye los granos, e incluso los granos enteros, que tienen una alta carga glucémica, interfieren con la cetosis y impiden que un plan con bajo contenido de carbohidratos queme grasa.

Los granos y los granos enteros incluyen arroz, panes, pastas, cereales, avena, cualquier alimento frito, tortillas, cebada, amaranto, mijo, quínoa, escanda, cuscús, bulgur, centeno, muesli, galletas saladas, masa de pizza, almidón de maíz, panqueques, waffles, tostadas francesas, harina blanca, harina de trigo integral, harina de arroz, harina de maíz, etc.

Las vegetales como el maíz, las papas y otras raíces son otros almidones.

Todos los frijoles y las lentejas son almidones y deben evitarse en planes de consumo moderado de carbohidratos o en planes estrictos de bajo consumo de carbohidratos.

En última instancia, seguir una dieta baja en carbohidratos implica reemplazar el arroz, los granos y la pasta que normalmente consume con alimentos ricos en proteínas y grasas.

Suprime O Corta Los Alimentos Procesados

Los alimentos que han sido alterados de su estado integral u original se denominan alimentos procesados. Todo lo que está en una caja, en una bolsa, vive en un estante o se fabrica en una fábrica generalmente se considera procesado.

Los alimentos procesados suelen dar la impresión de ser saludables cuando en realidad no lo son, y muchos alimentos procesados etiquetados como bajos en carbohidratos pueden no serlo.

Los alimentos procesados también suelen contener altos niveles de sodio, grasas no saludables y azúcares, que con frecuencia se ocultan de manera muy efectiva.

¡Coma comida real en su lugar! Limitar su consumo an alimentos naturales y sin procesar le permite obtener todos los nutrientes en su forma más natural.

Cocinar Vegano Como Base

Cocinar platos veganos pero con ingredientes no veganos es una buena manera de mantener a tu pareja juntos. En lugar de carne de vaca o pollo, te recomendamos que utilices caldo de verduras como base. En lugar de usar leche o crema muy pesada, también puedes usar una salsa de "cashews".

Cocina sopas, guisados, curry, pastas y platos de arroz que sean veganos en sí mismos pero a los que tu pareja pueda agregar carne o lácteos después de cocinarlos. De esta manera, podrán mantener la conexión que muchas parejas obtienen al comer juntas sin imponer ninguna restricción alimenticia a la otra persona.

Otra opción es pedirle a tu amado que siempre prepare la cena en casa vegana. Dado que ambas parejas están ocupadas con sus respectivos trabajos durante el día, suelen cenar juntas. Para poder disfrutar de una cena vegana contigo, puedes pedirle a tu pareja que coma algo no vegano al mediodía. Puede explicarle los beneficios vinculados a la salud que obtendría al adoptar una dieta vegana completa al menos una vez al día.

Una de las ventajas de cocinar juntos una cena vegana cada noche es que su relación se fortalecerá. Podrán pasar un buen rato hablando sobre lo que sucedió durante el día y al mismo tiempo estar atentos a lo que comen. Es también una buena oportunidad para experimentar con nuevas recetas, planificar cosas que quieran hacer en el futuro y reír para aliviar la tensión.

La alimentación vegana no significa dejar de comer alimentos deliciosos y saludables que también son respetuosos con el medio ambiente. Tu pareja puede seguir teniendo dudas y pensar que compartir una cena vegana contigo será difícil, como tú sabes. Para que ambos disfruten de comidas deliciosas, suculentas y nutritivas, aquí hay algunos productos que deben estar en su refrigerador.

Fruits and Vegetables

Los alimentos frescos deben ocupar al menos el 50 % del espacio del refrigerador. Debes llegar al 70 % si quieres estar realmente saludable. Incluso si no consumes muchos alimentos procesados, como almidones refinados, una dieta vegana generalmente es más saludable que cualquier otra dieta. Debido a que la variedad es esencial para una dieta vegana ideal, el refrigerador debe tener una variedad de frutas y vegetales. Poco a poco, podrás mostrarle a tu pareja los diversos sabores que se esconden en algunas vegetales o formas de cocción que nunca probó.

Carne "fake"

Las variedades de carne vegana están surgiendo cada vez más. Aunque puedes llenar tu refrigerador con este tipo de productos, no debes comer demasiada carne vegana procesada. Muchas veces, este tipo de productos contienen una gran cantidad de conservantes que son perjudiciales para la salud. Se recomienda que sean bajos en sodio y orgánicos. O mejor aún, busca recetas de substitutos de carne y cocina con tu pareja para descubrir nuevos platos juntos.

Alimentos veganos preparados para comer

No hay razón para preocuparse si no tiene tiempo para cenar todos los días o si vive en una ciudad que carece de restaurantes veganos. Una buena opción es preparar comidas veganas el domingo, o cuando tenga tiempo libre, y luego congelarlas para consumir durante la semana con tu pareja, quien también puede aprender a cocinar al verte hacerlo. Enchiladas, burritos, comida hindú, tartas, pizzas y pastas son algunos ejemplos de comidas que puedes preparar por adelantado, guardar en el "freezer" y calentar en unos minutos cuando sea la hora de cenar.

Condimentos: puede ser difícil elegir condimentos y aderezos veganos. Es importante leer las etiquetas con atención. Algunos productos pueden contener ingredientes que no son veganos, pero también pueden contener conservantes que no lo son. Buscamos mostaza sin miel, aderezo para ensalada César vegano, aceite de lino y mayonesa veganos.

Alternativas a los alimentos lácteos

La leche, el queso y el helado también pueden ser deliciosos para los veganos. En la actualidad, existen opciones veganas para todos los productos lácteos, y la mejor parte es que no contienen colesterol, grasas trans, hormonas, antibióticos, alérgenos o otros contaminantes. ¡Los productos son deliciosos!

¿Estamos Destinados A Consumir Carne?

Muchas veces se dice que los hombres son omnívoros. Esta clasificación se basa más bien en la simple observación de que la dieta humana incluye una amplia gama de alimentos vegetales y animales. Sin embargo, la educación, la cultura y las tradiciones son todas cosas importantes, y la observación simple no es la mejor manera de determinar el verdadero sistema alimentario natural de una persona.

La mejor manera de entender algo, según la versión del Dr. Milton Mills, es mirar la anatomía humana y la fisiología. Los mamíferos tienen cuerpos diseñados para comer un tipo específico de alimento. En la ciencia, este es un método muy común. El investigador toma los restos de dientes y esqueleto, determina la estructura anatómica y la fisiología, y llega an una conclusión sobre la dieta posible de una criatura extinta o simplemente una criatura antigua. Como resultado, es posible realizar un análisis de mamíferos omnívoros, herbívoros y carnívoros para comparar su estructura y su dieta.

Entonces, ¿podemos intentar determinar a qué grupo deberíamos pertenecer?

Los depredadores tienen una cavidad oral "abierta" bastante grande en comparación con el tamaño de la cabeza, lo que los diferencia de otras especies en esta área. Matar a las personas, cortar su carne y masticar presas son beneficios innegables de esto. El músculo principal que regula los movimientos de la mandíbula está muy desarrollado. Es un músculo grande y fuerte que puede realizar mucho trabajo. El hombre no tiene las mismas características que un depredador.

Además, la antropóloga estadounidense Dra. Christina Warriner examina el tracto intestinal de animales carnívoros y humanos, y descubre una marcada diferencia entre ambos. Los intestinos de un león son solo 4 veces más largos que el cuerpo de un ser humano, mientras que los intestinos de un ser humano son 15 veces más largos que el cuerpo de un ser humano. Esto se debe a que las plantas y las fibras necesitan más tiempo de digestión que la carne. Y esta es otra señal que nos lleva a creer que estamos genéticamente preparados para comer vegetales.

Nuestros dientes también difieren mucho de los de los depredadores. Los regantes tienen una gran distancia entre sus dientes: casi nunca están apretados porque no es necesario agarrar algo delgado y muy pequeño con ellos. La estructura de los dientes de los herbívoros se reproduce casi por completo en los dientes humanos. Los caninos son la única diferencia notable. Pero hay muchos otros animales herbívoros que tienen los mismos rasgos que los caninos. Según los científicos, su importancia principal se relaciona exclusivamente con la autodefensa. Debido a la evolución, desarrollamos métodos para consumir y procesar carne, pero esto no altera nuestra inclinación genética hacia la nutrición vegetal.

La saliva de un depredador también carece de las enzimas responsables de la digestión de los alimentos. Por lo tanto, un mamífero depredador come carne rápidamente y casi sin masticar. Los depredadores simplemente muerden y tragan la carne sin mezclarla con saliva. La dieta del hombre es completamente diferente. La saliva humana es rica en enzimas, la mayoría de las cuales son responsables de la digestión primaria de los alimentos, y los órganos internos se adaptan para recibir pequeñas cantidades de alimentos ya bien masticados. La saliva humana también tiene una acidez del estómago moderada, lo cual es casi imposible de encontrar en los depredadores. Por lo tanto, la anatomía humana y el sistema digestivo sugieren que nuestro cuerpo está destinado a la nutrición vegetal.

Nuestro punto de vista tricromático. Para diferenciar la fruta fresca y madura, necesitamos ver más colores que otras especies.

Además, Mark Thomas proporciona información sobre cómo funciona nuestro cerebro. Un órgano crucial y complejo que, debido a su función, solo consume energía de la glucosa. Por supuesto, la glucosa no proviene de la carne, sino de los carbohidratos. La nutrición vegetal ha permitido que los humanos desarrollen cerebros más grandes desde el principio de los tiempos.

El punto es que hace miles de años, en un momento en que la caza y la cosecha iban de la mano, durante períodos de hambre, mala cosecha o peligro, el hombre necesitaba una pequeña cantidad de carne para su dieta. Aunque ya no es una necesidad, todavía consumimos carne por alguna razón.

Según los principales científicos de los institutos y universidades más prestigiosos del mundo, los humanos no deberían comer carne por naturaleza, ya que si todos seguimos una dieta basada en plantas estaríamos mucho más sanos. Esto puede no ser muy conveniente para algunos, pero es verdad. Cuando las personas consumen alimentos de origen animal, como carne, leche, productos lácteos, huevos y pescado, la industria ganadera gana más dinero. Mientras tanto, los efectos de una dieta poco saludable tardan mucho en aparecer. A pesar del gran progreso médico, estamos pagando un precio excesivo por ello. Por un lado, los costos de atención médica y el seguro están aumentando. Por otro lado, las personas que se enferman por el uso de productos animales están envejeciendo debido a los avances médicos. La quimioterapia, las píldoras, los dispositivos médicos modernos, las operaciones y otras costosas intervenciones invasivas no eliminan las causas, sino que solo eliminan los síntomas de las enfermedades crónicas, mientras que la vida, y con frecuencia el sufrimiento de los pacientes, se prolonga. El objetivo de la medicina responsable es ayudar a la persona a mejorar su salud física y mental. Sin embargo, esto solo se puede lograr a través de la prevención; una dieta saludable y un estilo de vida saludable son esenciales para lograr esto. Sin embargo, los médicos, las clínicas, la industria farmacéutica y los fabricantes de dispositivos médicos no obtienen beneficios financieros de las personas sanas.

El consumo de carne roja está claramente relacionado con un mayor riesgo de muerte por enfermedad cardiovascular, ciertos tipos de cáncer y enfermedades metabólicas, según un estudio importante realizado por un grupo de fisiólogos de la Escuela de Salud Pública de Harvard, dirigido por el Dr. Nan Pan.

En su análisis, En Pan y sus colegas han seguido los efectos de una dieta de carne a largo plazo. Las cifras se basaron en investigaciones de 22 años para 37.698 hombres y 28 años para 83.644 mujeres. Todos esos años, su dieta y su salud han sido monitoreadas. Se registraron 23.926 muertes durante este tiempo en los dos grupos examinados, con 5910 por enfermedades cardiovasculares y 9464 por cáncer. Es importante tener en cuenta que al comienzo del estudio, todos los miembros del grupo de estadística estaban en buenas condiciones físicas.

En Pan también admitió que se podría haber evitado el 9,3% de las muertes masculinas y el 7,6% de las mujeres durante el período de la encuesta si todos los participantes hubieran disminuido su consumo diaria de carne roja en un 50%.

Después de todas estas afirmaciones, podemos concluir que la pregunta del capítulo es: "El hombre no está destinado a comer carne".

Leonardo da Vinci afirmó una vez más que el ser humano es el líder de los animales debido a su habilidad para ejercer violencia. La gente mirará al asesino animal de la misma manera que ahora mira al asesino humano.

El vegetarianismo aumentó en Inglaterra durante el siglo XX, pero la Primera y la Segunda Guerra Mundial interrumpieron las dietas vegetarianas. En la década de 1950, después de la Segunda Guerra Mundial, el vegetarianismo resurgió en Inglaterra. Los restaurantes en Londres comenzaron con opciones vegetarianas, lo que atrajo a los vegetarianos y les dio la oportunidad de probar algo nuevo. Los restaurantes que ofrecen menús vegetarianos coincidieron con las sociedades y clubes vegetarianos de todo el país que comenzaron a trabajar juntos y difundieron un mensaje común sobre los beneficios de adoptar un estilo de vida vegetariano.

Los profesionales médicos, los médicos y los investigadores se involucraron en la investigación de la dieta vegetariana, al igual que en los Estados Unidos. El Dr.

Frank Wokes estudió la dieta vegetariana en Inglaterra desde la década de 1950 antes del Dr. Dean Ornish en los Estados Unidos. Su investigación, junto con la del Dr. Ornish que seguirá, demostró que seguir una dieta vegetariana es bueno para perder peso y reducir el riesgo de problemas cardíacos. Actualmente, hay muchos restaurantes vegetarianos en toda Inglaterra.

INDIA

La India es posiblemente el país más asociado con la cocina vegetariana. Los indios tienen una estrecha relación con el vegetarianismo desde el comienzo del budismo y su enfoque en la no violencia. Su reverencia por las vacas y su consideración de que son un animal que las provee para evitar que su carne sea consumida por humanos están estrechamente relacionados con su creencia en la no violencia.

Aunque no significa que todos los indios sean vegetarianos, es muy popular en muchos estados indios. En un país con más de mil millones de habitantes, muchos estados de la India tienen poblaciones que son más del 50% vegetarianas, aunque hay otros estados que están por debajo de ese porcentaje. Esto hace que haya muchos vegetarianos. Gujarat, en la costa occidental de la India, es el estado con el mayor porcentaje de vegetarianos, casi el 70 %.

Gujarat

La mayoría de sus comidas de la mañana son arroz, lentejas y verduras, y su plato preferido de la noche es el khichdi kadhi, que es un plato de arroz y lentejas. Sin embargo, sus alimentos no son solo arroz y lentejas. Los cereales, el suero de leche, las frutas, las verduras, el yogur, los chutneys, el ghee y los encurtidos, así como una variedad de especias que se utilizan durante la preparación de alimentos, son los alimentos básicos de la cocina gujarati.

India: Andhra Pradesh

Andhra Pradesh, un estado del sur de la India, es conocido por sus platos vegetarianos. El uso de una variedad de encurtidos disponibles en diferentes épocas del año está presente en la cocina de Andhra Pradesh. También es conocido por su picante, por lo que encontrará cuajada que se sirve con frecuencia como contrapeso durante las comidas. Los alimentos básicos de Andhra Pradesh, como los de Gujarat, son el arroz, las lentejas y una variedad de verduras.

Punjab

La región de Punjab en la India es conocida por su diversidad en la preparación de alimentos, que incluye muchos platos vegetarianos. El ghee, o mantequilla clarificada, y el arroz cocido en jugo de caña de azúcar son ingredientes comunes en la cocina punjabi. La mayoría de los platos contienen trigo integral con ajo y jengibre. Se pueden encontrar platos con lentejas y cuajada, como en otras partes y estados de la India. Se pueden encontrar platos con suero de leche, frijoles rojos y negros.

GRAMOERMANY

Se puede pensar que Alemania no tiene muchos vegetarianos, especialmente porque es conocida por sus salchichas y escalopes. Sin embargo, estudios recientes han demostrado que aproximadamente un once por ciento de la población alemana es vegetariana, lo que es un porcentaje mayor que incluso los Estados Unidos.

El aumento del vegetarianismo en Alemania se debe en parte a la creciente diversidad de su población. De acuerdo con los últimos datos proporcionados por el gobierno, casi uno de cada cinco ciudadanos alemanes han emigrado an Alemania. Esta creciente diversidad se ha sumado a la variedad de alimentos que se pueden encontrar en los supermercados alemanes y en los restaurantes que atienden an inmigrantes y alemanes nativos.

Si no está familiarizado con el idioma o si habla alemán nativo, comprar alimentos vegetarianos en Alemania puede ser un desafío. Esto se debe a que, a diferencia de naciones como Estados Unidos e Inglaterra, Alemania no tiene un sistema para etiquetar los alimentos como vegetarianos. Por lo tanto, si se encuentra en esta situación, compre un buen diccionario de alemán para que pueda identificar los ingredientes del paquete de alimentos.

No debería tener problemas para encontrar opciones vegetarianas en el menú si decide comer en un restaurante. Esto es particularmente verdad si visita alguna de las principales ciudades del país. Incluso los restaurantes más pequeños en las zonas rurales del país ofrecen al menos una selección de menú.

Nuggets De Chisken Sin Carne De Res

Ingredientes:

Para las nuggets de garbanzos:

-
- 3 cucharadas de agua

- Para la corteza:

- 1/2 taza de migas de pan panko

- 1/2 taza de copos de maíz

- 1/2 taza de leche de almendras
- 1/2 taza de avena arrollada

- 2 tazas de pollo cocido

- 1 cebolla pequeña, picada

- 1 cucharadita de ajo en polvo

- 1 cucharada de levadura nutricional

- 1 cucharadita de pimentón en polvo

- 1 cucharadita de sal

- negro

- 1/2 cucharadita de mostaza (mostaza amarilla como Djon o mostaza francesa)

Instrucciones

Comencemos con la preparación de la masa: precalienta el horno a 350 °F. Corta los copos de maíz con las manos. Coloque papel pergamino sobre una bandeja para hornear y luego agregue migas de pan panko y copos de maíz en la parte superior.

Se hornearán durante aproximadamente dos minutos o hasta que estén doradas. Coloque an un lado.

Caliente un poco de aceite en una cacerola pequeña y saltee la cebolla durante aproximadamente tres minutos. Coloque an un lado. Luego, coloque la avena en una licuadora o procesador de alimentos y procese hasta que se forme una harina fina. Agregue el resto de los ingredientes, incluida la cebolla cocida, y pulse hasta que la mezcla se desmorone.

Divida la mezcla de garbanzos en 14 porciones iguales y haga una pepita de cada porción. Cubra con un poco de leche de almendras y enrolla en copos de maíz y pan rallado al horno.

Coloque en una hoja de papel pergamino recién preparada y hornee durante 15 minutos.

notas>>

También puede omitirlo si tiene problemas para encontrar levadura nutricional. Esto alterará un poco el sabor de los nuggets de pollo veganos, pero siguen siendo deliciosos.

La textura de estos nuggets de pollo veganos no es muy diferente de la de los nuggets de pollo reales. El interior será más suave, pero el exterior será muy crujiente.

Cuando proceses los ingredientes en una licuadora, asegúrate de dejar algo de textura. Algunos de los garbanzos deberían estar parcialmente intactos.

Me gusta saltear las cebollas antes de añadir los demás ingredientes. Si no lo haces, seguirán siendo crujientes, lo que no me gustó mucho.

Debido a que es mucho más barato, me gusta convertir los copos de avena en harina con mi licuadora. Pero para hacer esto, necesitarás una buena licuadora.

Sin embargo, si lo desea, también puede usar harina de avena comprada en la tienda.

El médico de un paciente con cáncer está de acuerdo con la dieta vegetariana.

Es nutricionista y generalista. Y sufría de cáncer. Rosa Aspalter afirma que hace aproximadamente cinco años y medio le diagnosticaron cáncer de intestino y que los ganglios linfáticos ya estaban comprometidos. La quimioterapia y la cirugía tuvieron éxito."Creí que todo estaba bien". Después, en julio del año pasado, el sorprendente diagnóstico que resultó en la condena a muerte: múltiples metástasis en los pulmones y los ganglios linfáticos. El atleta de 54 años afirma que el cáncer se había extendido y la cirugía ya no era posible.

El médico con cáncer también recomendó la quimioterapia triple al paciente en ese momento. A pesar de esto, prosiguió diciendo que apenas ha encontrado pacientes que hayan brindado su ayuda a la quimioterapia en su totalidad, incluso en esta etapa avanzada en la que se encontraba. Y cada vez que se entera de la muerte de un paciente de cáncer, también se entera de su propia muerte. Sin embargo, compró una suscripción para conciertos sin saber si disfrutaría de los conciertos de todos modos. Rosa Aspalter disfrutó de cada actuación musical, y en la actualidad, el médico no tiene tumores.

una ocasión excepcional

Aspalter afirma que cuando el cáncer llega a su fase final, la quimioterapia y la radioterapia no lograron detener el avance del tumor y que el tumor se desarrolla prácticamente como resultado de la terapia. El médico escribe principalmente sobre su dieta porque todavía tenía éxito en el aspalter:

cuando habló ventilador de la carne, cambió a vegana. Leí la investigación sobre China: Es uno de los estudios epidemiológicos más importantes sobre el vínculo entre la enfermedad y la nutrición. Ella afirma que incluso una pequeña cantidad de productos animales puede tener un efecto negativo en nuestra salud mientras que las ventajas para la salud son mayores. Cuanto menor sea la proporción de alimento animal en la dieta, mejor, ya que he visto una gran oportunidad en esta dieta.

¿Es factible que otros pacientes de cáncer puedan experimentar el mismo pequeño milagro que él ha vivido? ¿La dieta vegetariana también es beneficiosa? Aspalter dijo: "Mis médicos no lo creen". Ya ha creído que el club y la plataforma de Internet "Food and Cancer" han creado y ahora pueden participar en la investigación en línea sobre pacientes con cáncer.

Hay varias afirmaciones sobre la capacidad de las dietas veganas para prevenir o detener la propagación de tumores. La proteína animal es el material de construcción ideal para las células cancerosas, promueve tanto la formación como el crecimiento de un tumor, y si no doy nada, restringe el crecimiento. El aminoácido metionina proporciona una explicación adicional: Además, es significativamente más animal que la proteína vegetal. No obstante, la metionina es esencial para muchos tipos de cáncer.El Aspalter y otros estudios han demostrado que las células cancerosas que ya eran resistentes a la quimioterapia robaron la metionina y luego la devolvieron al tratamiento. "Las células tumorales crecen a pH ácido, pero su dieta es más básica, según otra hipótesis que podría proteger los alimentos veganos contra los carcinomas.Esto parece inhibir el crecimiento tumoral y proteger el hueso.

Heinz Ludwig, experto en cáncer y director del Instituto de Investigación del Cáncer Wihelminen de Viena, comenta que una dieta que no incluya demasiada carne y que incluya poca o insuficiente carne cocida disminuye el riesgo de cáncer en general y de cáncer en particular.Se ha demostrado que los vegetarianos también viven más y tienen menos enfermedades crónicas. Muchos estudios han confirmado esto.

No hay respuesta a la pregunta de si la carne en sí misma perjudica o no a los omnívoros, es decir, a los omnívoros humanos, sino también al cóctel perjudicial de antibióticos, hormonas y veneno de la bioindustria que tenemos hoy en día con la carne que comemos.

¿Es el pescado más saludable?

Ludwig también se preguntó si solo la dieta tenía beneficios de salud demostrados porque no está muy claro. "La disciplina y la nutrición tienen algo que ver, y las personas disciplinadas son más saludables".

Un estudio controversial realizado en Estados Unidos sobre más de 72,000 Adventistas del Séptimo Día, quienes, aunque comparten un estilo de vida muy homogéneo como una comunidad religiosa, se alimentan de maneras diferentes, aporta más luz an esta cuestión. Los resultados principales del estudio son seis datos: El vegetarianismo del pescado (no la carne sino el pescado) reduce el riesgo de cáncer intestinal. Y no solo en lo que respecta al cáncer. Los vegetarianos de Pesco tenían una tasa de mortalidad del 19 % más baja que los consumidores de carne (27 % más baja entre los hombres). Esto probablemente se debe principalmente a que el cuerpo absorbe los ácidos grasos omega-3 del pescado, incluida la inflamación silenciosa, que es la causa de muchas enfermedades, incluido el cáncer.

"Puedo atender a cualquier paciente con cáncer que desee seguir una dieta vegana que no tenga restricciones, lo visito, converso con él en profundidad y le doy consejos. Después de consultar con un asesor nutricional en este caso, que es realmente crucial, Martina Schmidt dice que debe alimentar a Beraterin en un pequeño hospital Steirische Onkologie.

Schmidt afirma que la alimentación vegana ha aumentado en pacientes con cáncer, principalmente debido a la literatura y las películas que promueven el uso del tenedor en lugar del bisturí. Claramente, no aconsejaría dietas vegetarianas."Esto no tiene nada que ver con el hecho de que es polémico con muchos médicos. Aunque varios estudios demuestran que una dieta vegana o vegetariana reduce el riesgo de cáncer y, por lo tanto, puede tener un efecto preventivo, todavía no hay evidencia científica para una cura. Actualmente, no existe evidencia científica que respalde la curación del cáncer mediante una dieta vegana, sin embargo, esto puede resultar en deficiencias rápidamente."De todas formas, muchos pacientes con cáncer padecían una deficiencia de proteínas. El suministro de vitamina B12, que es esencial para las personas, en alimentos vegetales puros es otro problema. Los suplementos vitamínicos pueden evitarlo.

Rosa Aspalter afirma que esto no siempre es necesario. La gente que consume granos enteros, productos de soja, legumbres y alimentos parcialmente fermentados como el kimchi o el chucrut todos los días apenas experimenta deficiencias. Naturalmente, la recomendación específica de consumo varía según la constitución de cada persona. Sin embargo, era completamente seguro de que "La comida vegana es increíblemente variada y realmente sabrosa".

Finalmente lo hizo sufrir, lo salvó mediante quimioterapia.

La dieta vegana cura las enfermedades de la bailarina.

¡La historia de Saskia Gregson-Williams es realmente impresionante! La bailarina profesional y blogger de alimentos (http://www.naturallysassy.co.uk) tenía condiciones de piel graves en el pasado. Saskia decidió tomar el asunto en sus propias manos porque nunca le habían diagnosticado una alergia ni le habían recetado ningún tratamiento específico.

Comenzó a tratar el tema de la nutrición, particularmente los alimentos que causan inflamación. Saskia descubrió que uno de los mayores malhechores era la leche. Por lo tanto, eliminó por completo los productos lácteos de su dieta. De hecho, el eccema desapareció después de un mes. Ese fue solo el primer paso hacia una dieta diferente.

El Vegano Libro Verde

Será útil conocer los orígenes del vegetarianismo para comprender mejor lo que significa ser vegetariano, la comida vegetariana y la cocina. El vegetarianismo se remonta a la antigua sociedad egipcia, donde muchas sectas religiosas se abstenían de comer carne o vestirse con pieles de animales debido a sus creencias en la reencarnación. La práctica también se hizo en la antigua Grecia. En particular, el famoso erudito Pitágoras, conocido por sus contribuciones en el campo de las matemáticas, creía que ser vegetariano era una parte esencial de ser un buen ser humano y que ayudaría a vivir una vida pacífica. A lo largo de la civilización griega, la idea de ser vegetariano fue muy discutida. Los griegos no compartían esta creencia con los romanos. Los animales eran vistos por los romanos como una fuente de alimento y diversión para la gente común.

El veganismo religioso

Según muchas religiones, seguir una dieta vegetariana es fundamental. El budismo muestra bondad hacia todos los seres vivos y sus seguidores creen que muchos animales tienen miedo por lo que ofrecen a los humanos si

2Jennifer Davis

es la leche o como animales de trabajo para ayudar en la agricultura. Los cristianos tenían opiniones diferentes sobre el vegetarianismo. Los cristianos creen que los humanos tienen el control sobre todos los demás seres vivos en la Tierra, lo que significa que los animales están aquí para su uso, ya sea como animales de carga o como fuente de alimento. No obstante, esto no implica que todos los seguidores del cristianismo sean carnívoros. A lo largo de los años, varias sectas cristianas han renunciado a las creencias predominantes y han promovido un estilo de vida vegetariano. Los cristianos de Europa del Este apoyaron el vegetarianismo, y uno de estos grupos eran los bogomilos, que surgieron en lo que hoy es Bulgaria en el siglo IX. Los bogomilos eran vistos como herejes porque se oponían a los excesos de los monasterios y la Iglesia Ortodoxa Oriental, rechazando el mundo físico y renunciando al consumo de huevos, carne y queso, lo que los llevó an adoptar un estilo de vida vegetariano.

Hinduismo

Aunque no todos los hindúes son vegetarianos, un porcentaje significativo de los seguidores religiosos sigue un estilo de vida vegetariano. Los vegetarianos creen que el concepto de no violencia se aplica a los animales y que al evitar el sacrificio de animales, no tendrán un karma negativo en su familia. El brahmanismo, que tenía estrictos controles sobre la violencia contra los animales y sus escrituras solo permitían el sacrificio de animales para el culto, es el antepasado del vegetarianismo en la religión hindú.

Además, el libro de leyes hindúes Dharmaśāstra expresa las creencias del brahmanismo, prohibiendo el sacrificio de animales y el consumo de carne a menos que se realizara en un sacrificio religioso adecuado realizado por sacerdotes. Estos principios casi han llevado al sacrificio de animales a su fin en la actualidad.

OTRAS CREENCIAS

El Tercer Libro Verde Vegano

En todo el mundo, otras religiones importantes, como el judaísmo, el cristianismo y el islam, tienen seguidores que siguen una dieta vegetariana, pero no tienen políticas estrictas sobre el consumo de animales. Sin embargo, los seguidores del judaísmo y el islam no consumen carne a menos que haya sido sacrificada según el método halal para los musulmanes y el método kosher para los judíos. Ambas religiones prohíben el consumo de carne de animales carnívoros, incluidas las aves de rapiña, pero ambas permiten a sus seguidores consumir carne preparada adecuadamente.

2

Varios tipos de vegetarianos

Hay una variedad de opciones disponibles si desea adoptar un estilo de vida vegetariano. Estas diversas opciones te permiten comenzar rápidamente an adoptar un estilo de vida vegetariano.

sin usar un chaleco salvavidas al lanzarse al vacío. Puede elegir uno de los cuatro tipos de carne vegetariana y ya no tiene que tomar la decisión de dejar de comer carne.

vegano/estrictamente vegetariano

Los veganos también se conocen como vegetarianos estrictos y, como su nombre indica, evitan comer productos animales como queso, huevos y nata. Los veganos utilizan otras sustancias alimenticias en lugar de los nutrientes animales en los alimentos. Por ejemplo, los veganos usan tofu en lugar de carne en los platos junto con crema vegetal y leche vegetal. La compota de manzana y ciertas semillas molidas como el lino sustituyen los nutrientes de los huevos y los quesos.

Los alimentos que consumen los carnívoros también difieren de los que consumen los vegetarianos estrictos. Si tiene la oportunidad de visitar el centro de salud local

El Libro Verde de Veganismo No. 5

No tendrás problemas para encontrar salchichas vegetarianas, hamburguesas vegetarianas, nuggets de pollo vegetarianos y bacon vegetariano en una tienda de alimentos. Los nutricionistas recomiendan que los veganos consuman al menos tres raciones diarias de verduras, incluidas verduras de hoja verde oscura como el brócoli y las espinacas, así como zanahorias, para reemplazar la nutrición que pierden al no comer carne.

Los nutricionistas recomiendan que los vegetarianos estrictos consuman al menos cinco raciones al día de cereales integrales como pasta, pan y arroz para aumentar su ingesta de nutrientes. Los vegetarianos estrictos también deberían comer tres raciones de fruta y al menos dos raciones de guisantes, lentejas o judías para cumplir con las recomendaciones de los nutricionistas.

BENEFICIOS SALUDABLES

Según los estudios, las personas que siguen una dieta vegetariana estricta y siguen las recomendaciones nutricionales tienen un menor riesgo de enfermedades cardiovasculares y obesidad. Además, los estudios han demostrado que una dieta vegetariana adecuadamente llevada a cabo es segura para todas las edades de la vida humana, así como para las circunstancias que requieren una mayor cantidad de nutrientes, como el embarazo. Por otro lado, si un vegetariano estricto no sigue una dieta adecuada, puede perder vitamina B12, ácidos grasos Omega-3, vitamina D, hierro y zinc, entre otras vitaminas y minerales esenciales.

Los vegetarianos deben comer alimentos ricos en vitamina B12 o tomar un suplemento de vitamina B12 para evitar algunas de las deficiencias que pueden surgir al ser un vegetariano estricto. La razón es que la vitamina B12 es necesaria para la síntesis de ADN, el funcionamiento de los nervios y la formación de nuevos glóbulos rojos. Los vegetarianos que no toman la dosis recomendada de vitamina B12 corren el riesgo de sufrir una variedad de problemas de salud, incluida la anemia.

Esto es especialmente importante para las vegetarianas que están embarazadas. Las mujeres vegetarianas deben tomar suplementos de B12 en su dieta. Los problemas neurológicos en los niños se han relacionado con niveles bajos de B12 durante la lactancia. También es crucial durante el embarazo para una semanaJennifer Davis

vegetariana estricta para asegurarse de que cumplan con las raciones diarias recomendadas, ya que la dieta vegetariana se ha relacionado con el bajo peso al nacer.

Alimentos vegetarianos

Los lactovegetarianos siguen la mayoría de las recomendaciones dietéticas de los vegetarianos estrictos excepto que consumen leche, queso, yogur y mantequilla pero no huevos. En la India, la dieta vegetariana es popular. Las religiones orientales como el hinduismo, el sijismo y el budismo, así como su creencia en la no violencia, están relacionadas con el lacto vegetarianismo. Los hindúes creen que el tipo de comida que consumen tiene un impacto en uno mismo, y ser lacto vegetariano (no comer carne de animales) les ayuda a sentirse más tranquilos.

BENEFICIOS SALUDABLES

Para aquellos que quieren mantener su colesterol en un nivel aceptable, este tipo de dieta vegetariana es bueno. Los lacto vegetarianos pueden hacerlo porque evitan el pescado y las yemas de huevo, que tienen un alto contenido de colesterol. Los lacto vegetarianos deben seguir una dieta saludable, incluyendo una cantidad adecuada de verduras, legumbres, cereales integrales y frutas, al igual que los vegetarianos estrictos. Además, deben apoyar su dieta con suplementos vitamínicos como la colina, el yodo y la vitamina B12.

Además, las dietas vegetarianas se consideran saludables para todas las edades, pero las mujeres embarazadas deben asegurarse de que reciban toda la nutrición recomendada. Si no lo hacen, su recién nacido corre el riesgo de nacer con bajo peso, trastornos neurológicos y problemas de visión. Las vitaminas y minerales mencionadas anteriormente, junto con los suplementos de DHA, pueden ayudar a prevenir estos problemas.

Eliminar Mitos Sobre El Fisicoculturismo Vegano

Incluso aquellos que han sido veganos durante un largo período de tiempo tienen preguntas sobre su dieta, y la sociedad actual dificulta su creencia errónea de que necesitamos carne para ser fuertes y grandes. Los atletas, especialmente los fisicoculturistas, tienen una fuerte creencia errónea sobre esto. El fisicoculturismo vegano es la mejor opción si desea no solo ser grande y fuerte, sino también saludable. Ya sea que seas nuevo en la dieta a base de plantas o un miembro veterano de la comunidad vegana, también has conocido a personas que intentarán convencerte de por qué el cuerpo humano necesita carne. Sin embargo, el consumo de carne aumenta la probabilidad de desarrollar cáncer y envejecer más rápidamente. La carne es rica en grasa y contiene contaminantes, que pueden provenir del medio ambiente o de la inyección deliberada de personas que crían animales para su consumo. Es más sencillo crecer comiendo carne, sin duda, pero tiene un precio porque cambiará su producción de hormonas y aumentará su nivel de testosterona. Comparados con los veganos, los fisicoculturistas que consumen carne tienen más probabilidades de enfermarse y experimentar problemas digestivos. A continuación se enumeran algunas creencias erróneas sobre la dieta vegana y el fisicoculturismo, que en esta parte del capítulo trataremos de desmitificar.

Para que las personas se recuperen rápidamente después de entrenar, necesitan mucha proteína animal. Este mito es completamente falso porque, para que los atletas se recuperen, solo el diez por ciento de su consumo calórico diario debe provenir de la proteína. Estas necesidades pueden satisfacerse fácilmente con una dieta a base de plantas, que además te brindará fibra y fitonutrientes que la carne no puede proporcionar. La tasa de absorción es lo que importa en realidad cuando se trata de proteínas. Si tu cuerpo no absorbe las proteínas, comer muchas proteínas no es suficiente. Muchos carnívoros consumen una cantidad excesiva de proteína animal, que se acumulará en su cuerpo como grasa. Sin embargo, la fibra vegetal ayuda a los veganos a digerir las proteínas correctamente, lo que acelera su absorción.

La proteína vegetal es menos efectiva que la proteína animal. Este concepto erróneo es tan común que las personas se refieren a las proteínas animales como proteínas "de calidad". Sin embargo, los fisicoculturistas también pueden beneficiarse de la proteína vegetal, ya que algunas frutas, frutos secos y semillas contienen más proteína que la carne. Un fisicoculturista puede usar barras de proteína vegetal, ensaladas y batidos para llenarse de combustible. Las fuentes vegetales de proteína que satisfacen sus necesidades diarias incluyen garbanzos, quínoa, nueces crudas, semillas de cáñamo y mucho más.

La dieta vegana carece de nutrientes esenciales. Otro mito común es que las personas creen que los veganos son débiles y enfermizos, pero esto es completamente falso. Sí, muchos veganos cometen pequeños errores en su dieta, al igual que los carnívoros o vegetarianos. El conocimiento y el aprendizaje son necesarios para una nutrición adecuada. Pero la dieta a base de plantas es una de las dietas más saludables del mundo. Es común pensar que los veganos deben usar suplementos para obtener algunos nutrientes esenciales. Las vitaminas como el zinc, el hierro y la B12 son las principales causas de esto. Aunque los suplementos son una opción preferida por algunos veganos, existen una variedad de alternativas naturales. Las habichuelas, las pasas y las ciruelas pasas están llenas de hierro, mientras que la leche de soya, la espinaca y la levadura nutricional son ricas en vitamina B12. Se recomienda comer muchas legumbres, nueces y semillas para obtener zinc.

Dado que no pueden desarrollarse como los fisicoculturistas que consumen carne, los veganos carecen de energía y fuerza. Otro error común entre los fisicoculturistas. Sin embargo, la cantidad de atletas veganos que triunfan en competencias y ganan debería ser suficiente prueba de que esta noción errónea es absurda. Dado que sirven como un excelente ejemplo para mantenerte motivado, hablaremos más de ellos en la siguiente sección.

Resumen

Cualquier cambio en el estilo de vida que quieras hacer es importante para mantenerte motivado. En ocasiones, las personas simplemente están demasiado felices de renunciar a las comodidades de su vida pasada porque las está absorbiendo. Sin embargo, lo que vendrá después serán tristezas y desilusiones. Lo mejor que puedes hacer para vivir una vida feliz y saludable es ser real contigo mismo y tus objetivos. Todos tenemos momentos difíciles, pero debemos aprender a manejarlos. Descubriste el arma y el conocimiento que te ayudarán a superar estos días de mal humor en los que te preguntas ¿de verdad vale la pena? Este capítulo lo revela. Sin embargo, como ya sabes, estar saludable y lucir bien siempre vale la pena. Te has dado cuenta de que el ejercicio, especialmente el fisicoculturismo, trae más alegría que dinero. Además, es muy beneficioso para la salud. Ahora eres consciente de que no estás solo en tu nuevo camino.

Encuentra un compañero que te ayude a mantener la motivación y alcanzar tus objetivos. Prueba una o más de las aplicaciones para teléfonos inteligentes especialmente diseñadas para ayudarte si no tienes compañeros. Algunas de ellas son incluso divertidas, lo que te hace olvidar todo el trabajo duro. No olvides entrenar tu cuerpo y tu espíritu al mismo tiempo que entrenas tu mente y tu espíritu. Te ayudará meditación y aclarar la mente, pero también te ayudará a sanar más rápido y volverte más fuerte. Observa los logros de algunos famosos fisicoculturistas y sus ejemplos. Son las representaciones más puras de la salud y la felicidad que puedes obtener tan fácilmente como ellos.

MICRONUTRIENTES

Las vitaminas, minerales, aminoácidos y oligoelementos que solo se encuentran en las plantas se denominan micronutrientes. La dieta debe proporcionar micronutrientes, que son los componentes más importantes de la nutrición. Aunque todos son cruciales, ya mencioné los más esenciales en las páginas iniciales del libro. No deberías experimentar ninguna deficiencia si sigues una dieta variada y rica en vegetales. Por lo tanto, no proporciono ninguna cantidad diaria porque un vegano que sigue una dieta equilibrada no suele experimentar deficiencias de micronutrientes. Sin embargo, para asegurarse de un nivel verdaderamente óptimo, consuma productos ecológicos siempre que sea posible y, puntualmente, si no consumes productos ecológicos, refuerza tu salud con los "superalimentos" y complementos alimenticios que indico al final del libro (recomendables para veganos, vegetarianos y Las plantas, como las verduras, las frutas, los germinados, las semillas, los cereales y las legumbres, contienen todos los micronutrientes necesarios para una salud óptima. Los animales se alimentan de las plantas, por lo que su carne contiene algunas vitaminas y minerales, pero cuando los humanos los consumen, ya son obsoletos. ¿Por qué no experimentarlos directamente en su fuente natural?

¿Qué estamos destinados a comer?

Existe una fuerte razón biológica que confirma sin lugar a dudas que los humanos dependemos de las plantas en lugar de la carne para alimentarnos, y es que nuestro cuerpo no puede producir vitamina C, esencial para nuestra supervivencia, ya que sin ella moriríamos de escorbuto. Dependemos completamente de las plantas para consumir esta vitamina. Sin embargo, los carnívoros no la requieren porque su cuerpo la produce ellos mismos. La definición de la dieta que nos es natural es simple. Si el ser omnívoro fuera algo natural, su organismo debería poder producir la vitamina C y el aminoácido taurina. Aunque los humanos podemos producir taurina, no podemos producir vitamina C. Aunque los carnívoros producen vitamina C, no producen taurina. Aunque esta información ya es suficiente, vayamos más allá y descubramos que las especies son herbívoras, frugívoras, omnívoras y carnívoras. Aunque se dice que los humanos son omnívoros, esto es relativo. Una criatura omnívora puede sobrevivir comiendo plantas y animales. Sin embargo, hay una diferencia entre lo que es factible y lo que es mejor para esa especie y lo que garantiza una salud ideal.

Si las clasificaciones se basaran en lo que se puede comer, todos los animales, humanos y no humanos, estaríamos considerados omnívoros. Podemos consumir cualquier cosa, sin embargo, no debemos limitarnos a comer lo que es natural para nuestra especie, ya que agregar elementos extranjeros que nuestro cuerpo metaboliza con dificultad se paga con la salud. De hecho, hoy en día se les da de todo, especialmente a los gatos, cuya comida comercializada en su mayoría contiene en gran parte cereales refinados y sustancias de dudosa procedencia que no son naturales para ellos. Un gato o un perro pueden comer alimentos que no son naturales para ellos. Pero pueden comerlas. Por eso hay tantos gatos gordos y enfermos en la actualidad. Las vacas y otros animales de granja que son herbívoros suelen comer carne de perro y oveja. Pueden comerlo, pero eso no significa que sea bueno para ellos; ese tipo de alimentación antinatural ha sido y es la causa de muchas enfermedades en el ganado, y lo mismo ocurre con los humanos. La anatomía humana no es similar a la de los animales carnívoros, por lo que la carne no es un alimento beneficioso para nosotros. Aunque podemos comerla, no significa que debamos hacerlo. Los bonobos y los chimpancés, nuestros parientes cercanos, son esencialmente frugívoros. En consecuencia, en teoría, la alimentación cruda sería la mejor opción para nosotros; sin embargo, en las circunstancias modernas, muchas personas no pueden consumir la cantidad de alimentos crudos necesaria para cubrir nuestras necesidades calóricas. Otra razón por la que las civilizaciones antiguas comenzaron a recolectar y almacenar cereales y cocinarlos fue por esa razón. Fue una manera de alimentar a más personas con menos cultivos, que además se podían almacenar y usar en épocas de escasez.

En resumen, una dieta adecuada para nuestra anatomía se beneficiará sin duda de nuestra salud en una época en la que tenemos todo tipo de alimentos a nuestra disposición. Además, beneficiará el bienestar del planeta y todas sus especies. En cuanto empieces a conocer bien los vegetales y sus propiedades, y empieces an alimentarte de manera equilibrada, todo lo demás irá sucediendo: la mejoría de la salud, el aumento de energía y el entusiasmo por la cocina: además de divertida y creativa, la cocina vegana te abrirá las puertas an un mundo de nuevos sabores y colores del que ya no podrás prescindir.

"SUPERALIMENTOS"

¿Cuáles son los "superalimentos" y por qué han ganado popularidad? Certos productos a base de vegetales concentrados en forma de polvo han aparecido en el mercado principalmente en los últimos años. "Superalimentos" es la traducción literal de la palabra inglesa "superalimentos". Aunque estos productos son conocidos y utilizados por poblaciones indígenas desde hace miles de años, comenzaron a venderse de esta manera en Estados Unidos y, en unos años, se han popularizado en todo el mundo. En esencia, son alimentos naturales con una alta concentración de fitonutrientes y otros componentes antioxidantes, vitaminas, minerales y propiedades medicinales, y por eso han ganado fama hasta nuestros días y la civilización moderna. Una "civilización" entre comillas, que ha llegado an un límite en el estado de salud de sus poblaciones e invadida por las "enfermedades del exceso", como la diabetes, el cáncer, las enfermedades cardiovasculares, etc., ahora se dirige hacia los remedios naturales, ansiosa por recuperar la salud que los medicamentos sintéticos no le devuelven.

Hoy en día, los "superalimentos" se consumen en su forma completa, y algunos en forma de polvo. Para comercializarlos de esta manera, se les somete an un proceso conocido como liofilización, que es una forma de congelar los alimentos. Este método se realiza al vacío y logra mantener intactas las propiedades beneficiosas de un alimento vegetal, con la ventaja de que un poco de producto equivale an una gran cantidad de alimento por sí solo, que sería difícil consumir en grandes cantidades en su forma completa.

Uno podría preguntarse por qué comer estos productos envasados, que no son precisamente baratos, cuando se pueden comer las mismas verduras todos los días. Si no fuera por las características de la alimentación moderna, la pregunta sería lógica y adecuada. En la actualidad, la explotación intensiva de la tierra ha llevado a muchos agricultores an abandonar el sistema de barbecho o rotación, que permitía descansar una parte de las tierras de cultivo durante unos años para que recuperaran minerales y volvieran a ser tierra fértil, no por su propia voluntad, sino por la presión de los intermediarios, que cada vez pagan menos y exigen más. El poder nutricional de los frutos de la tierra se ha reducido significativamente como resultado de esto.

Además, los vegetales no se deben cultivar al sol, ya que el sol es responsable de la producción de antioxidantes y otros compuestos beneficiosos. Además, se cogen de las plantas y árboles cuando están más verdes, se encierran en almacenes y se someten a procesos peligrosos para la salud humana como la irradiación. De esta manera, independientemente de lo bien que nos creamos que comemos, si compramos vegetales en los supermercados, es muy probable que tengan un bajo nivel nutricional, incluso nulo en muchos casos. La alimentación actual deja mucho que desear en cuanto a propiedades nutricionales porque el proceso de envasado de los alimentos también implica una pérdida significativa de nutrientes.

Además, la mayoría de las personas comen de manera desequilibrada, lo que resulta en una falta de micronutrientes y un exceso de sal refinada, grasas saturadas y azúcares refinados.

Por otro lado, los niveles de toxicidad a los que estamos expuestos han aumentado de manera alarmante. Estos incluyen pesticidas, productos químicos en la alimentación, productos de limpieza y aseo personal, polución, medicamentos y las radiaciones electromagnéticas emitidas por dispositivos electrónicos, móviles, computadoras y televisores. Como resultado de estas circunstancias, de las que la mayoría de las personas no pueden escapar si viven en una ciudad, nos encontramos en una balanza totalmente desequilibrada en la que la toxicidad de nuestro organismo es excesiva y el nivel de nutrientes es extremadamente pobre. Los riñones y el hígado, que son los principales órganos encargados de filtrar sustancias tóxicas, pueden eliminar grandes cantidades de desechos metabólicos y componentes tóxicos del cuerpo diariamente (por ejemplo, los riñones filtran alrededor de 200 litros de sangre al día). Nuestro cuerpo es increíblemente eficaz cuando se trata de equilibrarse y depurarse. Pero el nivel de toxicidad de gran cantidad de personas hoy en día es extremadamente alto, los abusos son abundantes, y nuestros órganos tienen un límite. Conociendo esto, no es difícil deducir que hoy en día estamos sometiendo a nuestro cuerpo an un estrés extraordinario sin darle la oportunidad de defenderse adecuadamente, ya que nuestra alimentación, que es el combustible con el que construimos y reparamos nuestras células, tejidos, órganos, etc., es tan pobre que no es suficiente para compensar los desequilibrios y trastornos que sufrimos, dando lugar a la inflamación y la enfermedad. Todo esto nos lleva de vuelta a la razón por la cual hoy en día es recomendable consumir "superalimentos", aunque no siempre. Al combinar alimentos ricos en nutrientes beneficiosos para la salud, estamos fortaleciendo nuestras defensas y brindándonos un extra de nutrientes que en ningún caso está de más, ya que no se trata de complejos vitamínicos artificiales, sino de los mismos alimentos en su forma concentrada, sin efectos secundarios, si se utilizan de manera razonable y sin abusar.

La espirulina es uno de los superalimentos más poderosos disponibles en el mercado actualmente.

La espirulina es un alga azul de agua dulce que, junto con otras, fue responsable de la producción de oxígeno en nuestro mundo. La NASA la seleccionó porque contiene una gran cantidad de micro y macronutrientes que los astronautas no pueden comer con normalidad en el espacio. El multivitamínico/multimineral más fuerte que existe es la espirulina. Tiene una gran cantidad de proteína (65%), fibra, carbohidratos, vitaminas (principalmente del grupo B), omega 3, todos los aminoácidos esenciales y clorofila, que es vital para la regeneración celular, el funcionamiento de la circulación sanguínea, la secreción de ácidos digestivos y la función del hígado, entre otras propiedades, además de ayudar a desintoxicar la sangre. Por lo tanto, se recomienda tomar espirulina cuando una persona tiene deficiencias vitamínicas y minerales graves, es anémica, tiene fatiga crónica u otros tipos de deficiencias, ya que es una excelente forma de reponer nutrientes de manera rápida, natural y efectiva.

La espirulina es una excelente fuente de este mineral, que te proporciona el 10% de tus necesidades diarias si tienes problemas de tiroides y no estás tomando suplementos de yodo. Consulte a su médico antes de tomar este medicamento si está tomando un suplemento de yodo o si desea cambiar el suplemento por espirulina. No debería haber problemas con el yodo si se sigue una dieta variada con mucha verdura y fruta, junto con espirulina, pero insisto en que cada caso es diferente y si se padece de hipotiroidismo o hipertiroidismo, se tome o no tiroxina, es importante consultar antes con el médico que te controla los niveles.

Existe una gran cantidad de alimentos concentrados en polvo disponibles en el mercado, al igual que la espirulina, que pueden ser muy recomendables como refuerzo para nuestras defensas cuando nuestra alimentación no es lo completa y equilibrada que debería ser. Aunque estos productos no deben sustituir una dieta equilibrada, es conveniente para la mayoría de nosotros, que vivimos en el mundo industrial de hoy en día, que complementemos con ellos nuestra alimentación de forraje. A menos que vivas en el campo, sin contaminación, sin estrés, tomes el sol moderadamente, hagas ejercicio regularmente, no fumes, no bebas, duermas bien, bebas agua de manantial pura y consumas productos naturales de tierras de barbecho, ecológicos y madurados al sol. ¡Ufff! ¿Es demasiado pedir no? ¿Eres este tú? Por lo tanto, comer "superalimentos" de vez en cuando también será beneficioso.

Otros alimentos saludables

Clorella es otra alga de agua dulce que tiene características similares a las de la espirulina, pero es especialmente desintoxicante porque su estructura molecular se une a los metales pesados y otros contaminantes en el hígado, los intestinos y la sangre, expulsándolos del cuerpo. Como resultado, es ampliamente utilizado en dietas depurativas. Contiene una gran cantidad de fibra, proteínas y vitaminas, minerales y aminoácidos esenciales, así como todos los nutrientes necesarios para la vida. La sangre se oxigena gracias a su alto contenido de clorofila (el mayor porcentaje del planeta). Muy eficaz en casos de anemia, fibromialgia, estrés agudo y cáncer de hígado.

Maca es una raíz que se ha utilizado como remedio natural desde la época de los Incas en Perú. La maca, que pertenece a la familia de las crucíferas, es antioxidante y anticancerígena. Contiene muchos minerales, como el hierro, el calcio, el fósforo, el potasio, el zinc, el yodo y las vitaminas C, B y E, así como siete de los ocho aminoácidos esenciales. Entre otras extraordinarias cualidades, proporciona energía natural, estimula el sistema inmunitario, equilibra la salud de la tiroides, contribuye a la salud del sistema reproductor, mejorando la fertilidad y siendo un poderoso estimulante natural de la libido. También protege el sistema circulatorio y el corazón, mejora la memoria, combate los síntomas de la menopausia y es fantástico para el rendimiento deportivo.

Resveratrol: aunque no es un alimento en sí mismo, sino una fitoalexina (compuestos antimicrobianos que se encuentran en algunas plantas), he querido incluirlo en esta lista porque es digno del nombre de "súper". El descubrimiento del doctor David Sinclair de la universidad de Harvard inició la popularidad de esta sustancia increíblemente beneficiosa. Él dio an un grupo de ratones resveratrol de uvas y los llamó "ratones olímpicos" debido a su fuerza y energía. Aumentaron su energía en un ciento por ciento, duplicaron su velocidad y resistencia en comparación con el grupo que no había recibido resveratrol. El resveratrol ganó popularidad después de que la noticia se difundió en la prensa. Las uvas también se asocian con el resveratrol, pero no son la mejor fuente de este compuesto conocido como "la molécula milagrosa". La extracción de uva es complicada y costosa, y los restos de pesticidas no se eliminan completamente. Usar uva ecológica aumentaría el costo.

La Bistorta Japonesa (también conocida como Knotweed, o planta de nudo), cuyo nombre latín es Polygonum Cuspidatum, es la fuente más efectiva de resveratrol, aunque el resveratrol se encuentra en alimentos como las bayas y el cacahuete. La Bistorta es una planta invasiva que se originó en Asia y es tan poderosa que es difícil de eliminar. Puede crecer tanto en agua como en secano, y toda ella, especialmente la raíz, se utiliza para extraer resveratrol. Hay personas que tienen verdaderos problemas para eliminar la planta. ¡Es imposible que la maten! Sin embargo, como siempre afirmo, esta planta es resistente debido a su intención de no morir, ya que posee una gran importancia para nosotros y no será fácilmente destruida.

Se ha dicho que el resveratrol es el descubrimiento médico más importante desde la penicilina, y algunos sugieren que es incluso más, debido a la cantidad de aplicaciones y efectos positivos que tiene para la salud. A corto plazo, aumenta la energía, regula el peso, regula el azúcar en sangre, ayuda a dormir mejor y controla los cambios de humor. A largo plazo, imita la restricción calórica, la única forma científicamente probada de alargar la vida, y ayuda a prevenir enfermedades que aparecen al envejecer, como el cáncer y la diabetes, e incrementa la longevidad. En realidad, es un "súper compuesto". Su actividad se basa principalmente en la activación del gen antienvejecimiento humano SirT-1. Al activar las sirtuinas, todos los sistemas del cuerpo comienzan a funcionar mejor y el estado de salud en general mejora. Actualmente, se han realizado más de 6000 investigaciones científicas que confirman los impresionantes beneficios del resveratrol. Solo debes escribir "resveratrol + la enfermedad que te interese averiguar al respecto" en Google Académico y verás una lista de estudios infinita. (por ejemplo, "resveratrol con diabetes"). El resveratrol es antioxidante, antiinflamatorio, anticancerígeno y excelente contra la diabetes y la obesidad, entre otras muchas cualidades.

Mi experiencia con el resveratrol es extensa porque trabajé con un biólogo molecular durante 7 años que dedicó todo su tiempo an estudiar compuestos botánicos y sus efectos en la salud, especialmente el resveratrol. Gracias an él, pude asistir an importantes conferencias sobre este tema y conocer a científicos fascinados con este polivalente polifenol de todo el mundo. Además, pude experimentar personalmente cómo este compuesto excepcional mejoró significativamente la calidad de vida de muchas personas. Si compra un complemento de resveratrol, asegúrese de que contenga al menos 200 a 250 mg de resveratrol. Los estudios más avanzados, incluido el del doctor Sinclair, han demostrado que dosis menores no tienen efectos positivos significativos.

Hierba de trigo: uno de los alimentos naturales con más vitaminas, minerales y enzimas es la hierba de trigo. La hierba joven, o brotes, contiene la mayor cantidad de nutrientes porque la semilla ha concentrado todo su poder nutricional en la creación de brotes, lo que permite que la planta se desarrolle. La clorofila y el sol hacen el resto. La hierba de trigo promueve la regeneración de glóbulos rojos, fortalece el sistema inmunológico y ayuda en la desintoxicación y limpieza de la sangre. La característica más notable es su capacidad para alcalinizar (controlar el pH), ya que contiene una gran cantidad de minerales alcalinos como el potasio, magnesio, sodio y calcio. Por lo tanto, es ideal para aquellos que tienen una dieta muy ácida debido al consumo excesivo de productos animales, refinados e industriales. Contiene una gran cantidad de enzimas esenciales, incluidas la proteasa, la amilasa y la lipasa, que ayudan a la digestión de proteínas, carbohidratos y grasas. Es muy recomendable para aquellos que buscan perder peso porque desempeña un papel muy importante en la descomposición de grasas.

Otros germinados: Los germinados son alimentos vivos que contienen una gran cantidad de nutrientes, especialmente clorofila, aminoácidos esenciales y enzimas. La ventaja de cultivarlos en casa es que se pueden hacer todo el año. Si agrega regularmente germinados an ensaladas, batidos y otros platos, obtendrá un aporte crucial de micronutrientes que remineralizan y pueden compensar las deficiencias causadas por las circunstancias de la vida moderna. Entre otras cosas, los germinados ayudan a mantener una flora intestinal sana, un sistema inmune fuerte, mejorar las digestiones y estimular la secreción del páncreas. Los siguientes son los más recomendables:

Los germinados de brócoli son más poderosos que el brócoli mismo, ya que tienen propiedades antitumorales (gracias a los glucosinolatos, sulforafano e índole-3 carbinol, compuestos azufrados), son ideales para dietas depurativas y ayudan a combatir la exposición a contaminantes ambientales (gracias a la glucorafanina).

Los germinados de alfalfa son ricos en sales minerales y vitaminas B, C y K, lo que los hace diuréticos y preventivos de cálculos renales. Además, debido a su alta concentración de fitoestrógenos, pueden ser beneficiosos para las mujeres que tienen problemas menstruales.

En investigaciones, se ha demostrado que los germinados de berros pueden detener el crecimiento de células de cáncer de mama y proteger el ADN de las células gracias al isotiocianato de feniletilo.

Los germinados de garbanzos, lentejas y otras legumbres son abundantes en carbohidratos, fibra, calcio, proteínas, hierro, magnesio, potasio y vitaminas A y C. No generan gases durante el proceso de digestión.

La canela es una especia antigua que tiene un gran poder antioxidante. El sabor dulce y el aroma exótico aumentan el poder antioxidante de la comida en un 50%. Además, ayuda a controlar los niveles de azúcar en sangre, colesterol y triglicéridos. La variedad Cassia, de origen chino, más oscura es la que normalmente consumimos. La de mayor calidad es la de Ceylán (ahora Sri Lanka), que tiene un sabor más suave y dulce. Contiene sustancias (cumarinas y safrol) que pueden dañar el hígado, por lo que no se debe comer demasiada canela. La canela de Ceylán también es más beneficiosa en este aspecto.

Camu Camu es un fruto del Amazonas rico en vitamina C. De hecho, supera a la naranja y el limón en alrededor de 60 veces. Al pensar en comprar este tipo de productos, debemos tener en cuenta que son frutos completos, incluso con la piel. El color del polvo marca la diferencia. Si es rosado, significa que le han quitado la piel, por lo que tiene mucho menos poder nutricional. El producto completo debe ser marrón anaranjado si es bueno. La piel de muchas frutas contiene la mayor parte de los nutrientes, como ya mencioné anteriormente. Lamentablemente, hay muchas frutas que están tan contaminadas con pesticidas, como la manzana, que es difícil limpiarlas adecuadamente y necesitamos pelarlas, lo que elimina la mayor parte de su valor nutricional. Es por esta razón que el consumo ecológico siempre es preferible.

Theobroma El cacao, que literalmente significa "El alimento de los dioses" (Theo: dios/broma: alimento), era utilizado por los indígenas como una fuente de energía. Tiene excelentes cualidades, con un bajo contenido de sal y una gran cantidad de minerales como potasio, cobre, calcio, fósforo, hierro, zinc, magnesio y selenio, así como fibra, proteína, hidratos y teobromina, un alcaloide que estimula y protege el organismo. Los flavonoles, un tipo de fitoquímicos (sustancias químicas producidas por las plantas), se encuentran en su composición y tienen un gran poder antioxidante y protector del corazón y las arterias. El chocolate no es lo mismo que el cacao. En el caso de los chocolates comerciales, se confecciona el chocolate con la semilla de cacao y se le agrega grasa, azúcar y leche. Lamentablemente, esos aditivos convierten a los chocolates comerciales en alimentos potencialmente dañinos para la salud. Si desea realmente disfrutar de las propiedades saludables del cacao, debe consumirlo en un porcentaje mínimo del 70% en negro. Cuanto más negro, mejor. El cacao de mayor calidad nutricional es el que crece en altura.

Hongo Reichi: durante más de 2000 años, la medicina oriental ha utilizado este hongo para combatir el envejecimiento. Por esta razón, se le asocia con la longevidad, al igual que otros como el Cordyceps, el Shitake y el Mytake. El Reishi contiene una gran cantidad de ácidos insaturados, alcaloides naturales, una gran cantidad de polisacáridos y muchos minerales, especialmente calcio. Es ideal para personas que realizan trabajos físicos durante largas horas, deportistas profesionales, etc., o profesionales que pasan largas horas concentrados en un trabajo que requiere concentración. excelente para fortalecer el sistema antiinflamatorio y inmunológico.

La cúrcuma es una especia antiinflamatoria excelente. Muchos estudios han demostrado sus características. Es un potente antioxidante, protector del hígado y anticancerígeno, además de ser un poderoso tratamiento contra todo tipo de procesos inflamatorios (especialmente la artritis). Entre otras funciones importantes, es un excelente digestivo y muy eficaz contra problemas intestinales, acidez, gases y gastritis crónica hipoclorhídria (por falta de secreciones del estómago). Además, ayuda a drenar y vaciar la vesícula biliar. La pimienta negra y ella funcionan bien juntas, aumentando la actividad de la otra.

Kombucha: también conocido como "El té de la inmortalidad". La infusión azucarada de hojas de té y otras plantas se combina con el cultivo de Kombucha, una mezcla de bacterias y levaduras beneficiosas, que fermenta para producir *una bebida probiótica con muchas propiedades beneficiosas. Entre otras cosas, fortalece el sistema inmunológico, combate las alergias, mejora el tránsito intestinal, normaliza la presión arterial, combate los síntomas de la tensión premenstrual y ayuda contra la pérdida de memoria.*

Una persona que sigue una dieta totalmente vegetal, variada y equilibrada, se mantiene hidratada, hace ejercicio regularmente, duerme suficientes horas y mantiene alejadas las emociones negativas ya tiene una garantía de una vida larga y sana. Sin embargo, como reunir todas estas características es difícil hoy en día, nunca está de más reforzar nuestra alimentación con estos extraordinarios "superalimentos" de manera puntual, ya sea tres o Después de todo, son alimentos saludables, a veces en polvo, pero enteros y con todas sus propiedades. Es cierto que hay muchos más, pero son tantos que sería imposible mencionarlos todos sin abarcar demasiado el tema. En la alimentación diaria, es importante destacar que hay alimentos a los que podemos llamar "súper" y que no son exóticos ni difíciles de encontrar, ni se venden a precio de oro. Estos alimentos incluyen legumbres, frutos rojos, crucíferas y champiñones, especialmente si son de origen ecológico y cultivados localmente en temporadas específicas. Combinándolos con todos los otros excelentes productos naturales, haz de ellos la base de tu dieta. Tu cuerpo te lo agradecerá, así como el planeta y los animales.

La Leche Se Puede Reemplazar En Las Recetas

La leche de cualquier animal (oveja, vaca, cabra, etc.) también está prohibida para los veganos. Es un ingrediente muy común en hornear y cocinar también. Además, es mucho más sencillo reemplazar que los huevos.

Simplemente use cualquiera de estas opciones veganas para reemplazar la leche en las recetas. Si la receta requiere una taza de leche, use una taza de leche de soya en lugar de eso. Aquí hay algunas opciones de leche alternativa:

• Leche soja

La leche de soya es fácil de obtener y está disponible en una variedad de sabores. Vainilla, sin azúcar, chocolate e incluso ponche de huevo son algunos de los sabores. Hay marcas que son más cremosas y espesas que otras. Es posible que deba probar varias marcas antes de decidir cuáles son las que más le gustan.

La leche de soya es neutra y se puede usar en muchas recetas a menos que tenga un sabor distintivo. La leche de soja también contiene una gran cantidad de proteínas.

• Leches a base de frutos secos

También hay opciones de bebidas de leche de nuez, como la leche de almendras y la leche de avellanas. Estas leches de nueces, a diferencia de la leche de soya, tienen un sabor diferente y pueden no funcionar con todas las recetas. Hay variedades con y sin endulzantes.

• Leche de soja

La leche de arroz es otra opción fantástica para reemplazar la leche en las recetas. Además, tiene un sabor muy suave y se puede usar con muchas recetas. Es importante tener en cuenta que la leche de arroz normalmente es baja en proteínas, por lo que es posible que tenga que compensar eso durante el día.

A medida que se familiariza con los diferentes sabores de estos productos de reemplazo de leche, comenzará a tener una idea de qué recetas funcionarán mejor con ellos.

Relleno de leche de maní con recetas

El suero de leche es otro ingrediente crucial que se utiliza en una variedad de recetas. Es imposible para un vegano usar el suero de leche tradicional porque es animal.

producto. El suero de leche es simplemente leche regular cultivada que contiene algunas bacterias buenas como el yogur.

Afortunadamente, hacer el tuyo es fácil. El siguiente es el procedimiento. Hace una taza de "suero de leche" que puede consumir un vegano.

1. Use una taza de vidrio Pyrex para medir una taza de leche de soya.

2. Calcule la misma cantidad de leche de soya.

3. Agregue una cucharada de vinagre o jugo de limón y mezcle bien.

4. Antes de usarlo, déjelo reposar durante unos quince minutos.

La leche de soya es mejor. Las leches de arroz y nueces no funcionan bien. La química de la leche de soya es mejor.

Reemplazo de mantequilla y mantequilla en las recetas

Otro ingrediente crucial que se requiere en muchas recetas es la mantequilla. Puede reemplazarlo de varias maneras:

• Aceite de plantas

Puede considerar usar aceite vegetal en lugar de mantequilla derretida si la receta lo requiere. Sin embargo, esto puede alterar un poco la textura de la receta, por lo que probablemente debe experimentar.

•Acortamiento

Puede usar manteca vegana si realmente necesita una grasa sólida para recetas. Sin embargo, este producto está hecho con grasas trans. Por lo tanto, es mejor usarlo con moderación. ¡La manteca no es para ti! También puede encontrar manteca con sabor a mantequilla si lo necesita.

•Margarina

Esta es otra opción que puede usarse en lugar de mantequilla u otras grasas sólidas. Esto es especialmente cierto si desea algo con sabor a mantequilla. Pero la margarina también contiene muchos ácidos grasos trans. Tenga cuidado al comprar productos que no contengan grasas trans; incluso esos productos pueden contener trazas de grasas trans.

• Reducir la grasa

Los purés de frutas también pueden reducir la grasa. Si la receta requiere una taza de mantequilla, por ejemplo, puede intentar usar media taza de compota de manzana y media taza de margarina vegana o manteca vegetal. El puré de ciruela y el puré de plátano son otros purés de frutas que puede usar. Es posible que pueda encontrar en la tienda productos para reemplazar la grasa del puré de frutas. Asegúrese de que estén

apto para veganos y que siga las instrucciones para crear una sustitución adecuada. También puede intentar usar fruta en lugar de grasa. Sin embargo, esto puede cambiar la textura demasiado.

Utilice productos de sustitución de mantequilla con moderación. La ingesta excesiva de grasas y grasas trans no es saludable. Usarlos de vez en cuando si realmente los necesitas.

Dieta Secreta De Plantas

¿Qué es una dieta vegetal?

Una dieta basada en plantas incluye muchos productos vegetales y poca o ninguna cantidad de alimentos animales y procesados.

Historia de la dieta vegetal

Antes de la invención de McDonald's y algunas de nuestras otras cadenas de comida rápida favoritas, los humanos han estado consumiendo una dieta basada en plantas. Para iniciar nuestro viaje, nos trasladamos a la época del cazador-recolector. Aunque podríamos retroceder aún más atrás (¡considere el Antiguo Egipto!), creo que aquí es donde una dieta basada en plantas se vuelve más relevante.

Recolectando y cazando

La evidencia más temprana de la caza se encuentra en el período de tiempo de los cazadores-recolectores. A pesar de nuestra larga historia de consumo de carne, este era un período en el que el consumo de carne era extremadamente limitado. Por supuesto, comer carne no implica que seamos carnívoros; de hecho, nuestra estructura corporal indica lo contrario. Sí, podemos comer carne, pero la gente se cree omnívora. El diseño de nuestra mandíbula, la velocidad de nuestra carrera, el tracto alimentario y el hecho de que no tenemos garras adheridas a los dedos nos permiten afirmar esto. Aunque la historia nos dice que somos naturalemente omnívoros, la evolución de nuestro cerebro humano nos llevó a convertirnos en cazadores para poder sobrevivir.

No fue hasta que nuestros antepasados abandonaron las regiones tropicales que surgió la necesidad de cazar. La disponibilidad de alimentos vegetales varió en otros lugares.

¡Tuvimos que adaptarnos en lugar de soportar el invierno con cantidades limitadas de alimentos! Por supuesto, la carne animal se vuelve mucho más atractiva debido al hambre. Nuestros antepasados no tenían una tienda de comestibles tan temprano en el tiempo para simplemente entrar y comprar lo que necesitaban. Por otro lado, aprovecharon la oportunidad de cazar y recolectar alimentos para sobrevivir.

Agricultura

Al final, abandonamos la caza y la recolección y nos convertimos en agricultores. Aunque esta línea de tiempo es un poco complicada y la historia agrícola comenzó en diferentes lugares en todo el mundo, lo que importa es que en algún momento; los animales comenzaron a domesticarse y los productos lácteos, los huevos y la carne se volvieron fácilmente disponibles. Una vez que esto comenzó, los humanos ya no necesitaban cazar ni recolectar porque los agricultores les brindaban todo lo que necesitaban.

Beneficios de una dieta vegetal

Una dieta basada en plantas se basa en la integridad y es una dieta completamente saludable y natural que se deriva directamente de las plantas. La dieta no se procesa ni se mezcla. Se supone que debe conservar las plantas en su estado original, utilizando los métodos y técnicas de cocción adecuados. Una gran ventaja es que puede obtener toda la nutrición de las plantas en su formato original. No debe haber sobrecocción en la preparación de alimentos a base de plantas. Esta dieta equilibrada con toda su riqueza natural ofrece una serie de ventajas para los clientes. Algunos de los principales beneficios de una dieta basada en plantas son los siguientes:

Perder peso y grasa

La mayoría de las personas quieren perder peso y se sienten atraídas por la dieta basada en plantas. Los planes de dieta basados en plantas pueden ayudarlo a perder peso rápidamente. Los alimentos que componen la dieta son completamente naturales y se obtienen de plantas. La dieta elimina los alimentos procesados, lo que facilita la digestión. La tasa de digestión lenta y constante ayuda al metabolismo a funcionar mejor, lo que reduce las grasas corporales. También perderá peso más rápido si controla su ingesta calórica.

Promover la salud

Una dieta basada en plantas es una estrategia de alimentación saludable que mejora la salud de una persona. El objetivo de la dieta no es solo promover una dieta orgánica, baja en grasas y rica en nutrientes, sino también mejorar la salud de las personas. Después de comprender los riesgos de una dieta que incluye carne y alimentos procesados, esta es la única opción. Dado que las plantas producen nutrición, son las últimas fuentes de nutrición. Para vivir una vida saludable, siempre es beneficioso incorporar estos nutrientes en nuestra ingesta diaria de alimentos. La dieta le permite prestar atención a cada aspecto de su salud y mejorar su salud al mismo tiempo que mejora su salud en general.

Reduzca las enfermedades cardíacas

La grasa en la sangre, las venas y el cuerpo también son la principal causa de los problemas de salud. El corazón tiene dificultades para bombear la sangre a través de los vasos sanguíneos espesos o con demasiada grasa. Simplemente puede aumentar las posibilidades de accidentes cerebrovasculares, ataques cardíacos y otros problemas. Las dietas basadas en plantas también eliminan los factores grasos de su cuerpo, la sangre y los vasos sanguíneos. Le ayuda a quemar naturalmente toda la grasa y detener su almacenamiento o producción en el cuerpo. Cuando llegue el momento, el corazón puede trabajar correctamente para mejorar y mejorar las cosas.

Un nivel equilibrado de hipertensión y colesterol.

La dieta basada en plantas mejora gradualmente su salud al reducir las grasas en el cuerpo, lo que reduce el colesterol y la hipertensión. Las dietas saludables mejoran su salud física y mental. No sentirá presión ni estrés si está satisfecho y relajado con lo que está comiendo. Este sentimiento de calma y satisfacción mejora la calidad de vida y la salud.

Ayuda a prevenir el deterioro cognitivo.

Comer de manera saludable siempre ayuda a que tu cerebro funcione adecuadamente. El alimento que consumimos tiene un impacto no solo en nuestro cuerpo y otros órganos, sino también en nuestro cerebro. Su cognición puede verse gravemente afectada si consume alimentos chatarra, procesados o carne. Debido a la falta de nutrientes y más grasas innecesarias, carbohidratos simples y más, las malas elecciones de alimentos afectan nuestra cognición y hacen que nuestro cerebro pierda fuerza, según las investigaciones. Podrá mejorar sus condiciones psicológicas y su cognición al reducir todas estas cosas de su dieta basada en plantas.

Reduzca el riesgo de cáncer.

La dieta basada en plantas te ayuda a mantener un estilo de vida saludable y una dieta equilibrada, que es la mejor prevención del cáncer. Además de comer limpio, tendrás pensamientos e ideas limpios. Solo debe asegurarse de que no tiene ninguna infección grave en su cuerpo. En general, una dieta lo ayuda a desintoxicar su cuerpo y reduce todas las posibilidades de desarrollar cáncer.

No hay riesgo de desarrollar diabetes.

El cuerpo puede desarrollar diabetes por una variedad de razones. Aparte de las fuentes genéticas, nuestra comida es el siguiente factor importante que contribuye a la diabetes tipo 2. Es una enfermedad alimenticia que provoca un aumento de azúcar en la sangre y una disminución de las funciones efectivas del hígado. Una persona puede desarrollar diabetes grave si consume más comida rápida y hace ejercicio de manera aleatoria. En el caso de una dieta basada en plantas, ayuda a reducir el riesgo al darle tiempo al estómago para digerir la comida y al hígado para funcionar correctamente.

La salud de los órganos mejora
Una dieta basada en plantas beneficia a todo el cuerpo, no solo a algunos órganos como el hígado, el corazón o los riñones. hace posible que una persona tenga la mejor salud de cualquier manera al brindar a todos los órganos la

atención adecuada. La dieta ayuda an aumentar la fuerza muscular, fortalecer los huesos, alargar el cabello y mucho más, además de los órganos. Se trata de cómo maneja su dieta y logrará los mejores resultados a los pocos días de comenzar.

Beneficios adicionales a la salud

La dieta basada en plantas no solo mejora la salud y el estado físico. Es un conjunto completo de ventajas finales que se mantienen en la sociedad y ayudan a mejorar cada aspecto de la sociedad. Debido a que la dieta depende de las plantas, es necesario tener verduras y frutas frescas cerca. Además, mejora la utilización y el consumo de todos los productos y subproductos. Estos son algunos de los excelentes beneficios de valor agregado de una dieta basada en plantas:

Agradable al medio ambiente

Una dieta basada en plantas es ecológica. Cuando las masas siguen una dieta basada en plantas, habrá más plantas en lugar de alimentos envasados. No habrá basura ni desechos si no hay alimentos procesados o envasados. Por el contrario, más plantas brindarán a las personas más oxígeno y nutrientes a través de los alimentos. Es un buen conjunto general para una sociedad saludable y feliz en el futuro.

Mantener una huerta personal.

Para aquellos que siguen una dieta basada en plantas, es esencial tener un huerto adecuado y bien establecido. Además, la persona debe tener una cantidad ilimitada de algunas verduras, hierbas y frutas. Como resultado, la gente prefiere un huerto con una colección de algunas frutas, verduras y hierbas. Estos son frescos y te harán sentir mejor. Por otro lado, la huerta proporciona oxígeno independiente que ayuda a todos en el hogar a mantenerse saludables.

Fortalecer la relación con la naturaleza

Las personas se acercan más a la naturaleza con la ayuda de una dieta basada en plantas. Es beneficioso que las personas comprendan todas las ventajas y beneficios de la naturaleza, así como las frutas y plantas naturales. Casi todos quieren tener una planta en la casa para tener al menos un suministro de hierbas básicas frescas. Una de las maravillosas ventajas de la dieta basada en plantas es que hace que las personas se familiaricen con las plantas y la naturaleza.

El impacto de la dieta basada en plantas en el rendimiento deportivo de los atletas

¿Cuál es la verdad sobre la idea de que la proteína de la carne es necesaria para que el cuerpo pueda competir en deportes de alto rendimiento? ¿Por qué tantos atletas veganos se encuentran entre los mejores del mundo en sus respectivos deportes? ¿Cambiar a la dieta vegana mejorará tu rendimiento?

Averigüe sobre los gladiadores.

¿Por qué Gladiators optó por una dieta vegana? Aunque obviamente no podemos visitar an un gladiador romano real y hablar con él, la ciencia ha comenzado a hacer la mayor parte del trabajo por nosotros. Los huesos examinados de un cementerio conocido como el lugar de descanso de estos luchadores de arena han demostrado que su dieta típica carecía de carne pero abundaba en plantas y granos. Se ha encontrado evidencia de que también bebían una bebida hecha de cenizas de plantas.

Aparentemente, este tipo de bebida se consumía para mejorar la salud y ayudar en la recuperación después de la lucha y el entrenamiento. Parece que las cenizas de las plantas se han consumido debido a sus efectos fortalecedores sobre el cuerpo, según la evidencia. Ayudaron an acelerar la recuperación de los huesos después del ejercicio.

El beneficio nutricional

Desde un punto de vista nutricional, las dietas basadas en plantas pueden brindar fácilmente todos los nutrientes esenciales que se sabe que mejoran la eficacia del entrenamiento de fuerza. Aparte del zinc y el hierro, la evidencia científica está comenzando a demostrar que una dieta vegana puede incluso ser más saludable que cualquier otra dieta.

La mayoría de las personas creen que una dieta basada en plantas carece de proteína. Aunque es cierto que no obtiene proteína de animales, las personas que siguen una dieta a base de plantas pueden obtener varias fuentes de proteína. Legumbres, semillas, nueces, productos integrales, muchas verduras de hoja verde, vegetales y frutas son parte de una dieta variada y saludable basada en plantas. Los siguientes son los nutrientes más comunes:

Calcio

Los veganos pueden encontrar calcio en el jugo de naranja, la leche de soya fortificada, el tofu, las verduras verde oscuro, las almendras y mucho más. Construir huesos fuertes es esencial.

D vitamina

La vitamina D no está presente naturalmente en la dieta que se basa en plantas. Sin embargo, un par de minutos al día de sol son suficientes para satisfacer las necesidades de un adulto promedio. La leche de arroz fortificada y la leche de soya también lo contienen.

gordo

Una dieta vegana reduce significativamente el riesgo de muchas afecciones y enfermedades graves porque es baja en grasas saturadas y libre de colesterol. La grasa es necesaria para el cuerpo, y los veganos pueden encontrarla en algunos aceites, nueces, mantequilla de nueces, aguacates y coco.

Hierro

El rendimiento de los deportistas depende del hierro. Las fuentes veganas de hierro, como las verduras de hoja verde oscura y los frijoles secos, son mejores que la carne en términos de calorías. Los alimentos que contienen vitamina C mejoran simultáneamente la absorción de hierro. Jugo de ciruela, sandía, col rizada, hojas de remolacha, garbanzos, melaza y lentejas son buenas fuentes.

Omega-3 Ácidos Grasos

La mayoría de la gente cree que los Omega-3 solo están presentes en mariscos y pescados. Sin embargo, los veganos pueden encontrar fácilmente todo lo que necesitan en nueces, soja, tofu, aceite de canola, aceite de linaza y semillas de lino.

Beneficios evidentes

Los aspirantes an atletas que cambian an una dieta vegana notarán muchos cambios en su cuerpo y en cómo reacciona durante el entrenamiento y las competencias. La mayor cantidad de energía que experimentan los atletas con frecuencia es uno de los mayores beneficios que experimentan rápidamente. Esto facilita la completación de los programas de entrenamiento sin agotarse. Una de las principales explicaciones de esto es muy sencilla.

Considere an un atleta que sigue una dieta "occidental" típica que incluye carne y productos lácteos. Se consume una gran cantidad de energía para digerir y utilizar lo que se ha consumido porque estas cosas son ajenas a nuestros cuerpos. Esto indica que estos atletas han desperdiciado una parte de sus valiosas reservas de energía al procesar lo que comieron desde el principio. Por el contrario, el cuerpo consume y absorbe fácilmente una dieta vegana.

Otra ventaja es la rapidez con la que se recupera el cuerpo después de un ejercicio intenso. Durante maniobras complicadas, es menos probable que ocurran lesiones, y los músculos y ligamentos reciben todos los nutrientes que necesitan para expandirse y moverse.

Es imposible hacer mucho más que mencionar brevemente las muchas ventajas de seguir una dieta completamente vegana. Sin embargo, es importante destacar que será más fácil no solo quedarse dormido por la noche, sino también permanecer dormido y despertarse renovado. Muchos veganos se deslizan directamente al país de los sueños, mientras que algunos carnívoros dan vueltas y vueltas mientras su cuerpo trata febrilmente de digerir alimentos no naturales. Todos los atletas son conscientes de la importancia de un descanso prolongado y de alta calidad.

Energía y desempeño

La glucosa, que generalmente se deriva de los carbohidratos en su dieta, es la fuente de energía preferida del cuerpo. Los carbohidratos se publicitan con frecuencia como una fuente importante de energía porque son fáciles de descomponer. Lamentablemente, atiborrarse de carbohidratos no es tan fácil como proporcionar a su cuerpo una fuente saludable de energía a largo plazo. Es fundamental consumir cantidades adecuadas de los tipos de carbohidratos durante todo el día.

Pizza Pita

Ingredientes

- 1/2 taza de pasta de tomate
- 2 panes de pita de trigo integral
- 1/2 pimiento amarillo, sin semillas y membranas, cortadas en tiras finas
- 1/8 taza de hojas de espinacas tiernas picadas en trozos finos
- 1/2 taza de queso mozzarella rallado
- Albahaca fresca, en rodajas finas para decorar
- 1/4 cucharadita. aceite de oliva
- 1/2 cebolla pequeña, pelada y picada y cortada en cubitos
- 1 diente de ajo, pelado y picado
- 1/4 cucharadita. Orégano seco
- 1/4 cucharadita. albahaca seca
- 1/4 cucharadita. hojuelas de pimiento rojo triturado
- 1 vida de la bahía

- 1/2 taza de tomates enteros pelados enteros, picados

Caliente el horno a 350 °F. Caliente el aceite en una sartén a fuego medio. Agregue el ajo y la cebolla, revolviendo ocasionalmente para evitar que se quemen. Durante alrededor de cuatro minutos o hasta que ambos estén de color marrón, cocine. Agrega albahaca, hojuelas de pimiento rojo, laurel y orégano. Combina las especias. Agregue la pasta de tomate y los tomates pelados y aumente el fuego. Baje el fuego a medio-bajo una vez que haya hervido y deje que la mezcla hierva a fuego lento hasta que la salsa esté espesa. Las pizzas deben colocarse en bandejas para hornear. Se debe distribuir la salsa entre las pitas, dejando un borde de corteza. Coloque queso mozzarella por encima. Refrigere durante 20 a 25 minutos.

Una Delicia De Banano Y Leche De Coco

Ingredientes:

1 y ½ cucharadas de manteca de coco
¼ cucharadita de nuez moscada, molida
½ cucharadita de canela en polvo
1 cucharada de semilla de lino, molida
½ cucharadita de extracto de vainilla
Una pizca de sal marina
Nueces picadas para servir
2 tazas de bananas, peladas y en rodajas
28 onzas de leche de coco enlatada
1 taza de avena cortada de acero
½ taza de agua
2 cucharadas de azúcar de palma

Spray para cocinar

Instrucciones:

Agregue aceite en aerosol a la olla de cocción lenta y luego agregue leche de coco.

Además, agregue agua, azúcar de palma, manteca de coco, avena, semillas de lino, canela, nuez moscada y una pizca de sal. Revuelva, cubra y cocine durante 7 horas a fuego lento. Coloque en tazones y agregue nueces picadas.

www.ingramcontent.com/pod-product-compliance
Lightning Source LLC
Chambersburg PA
CBHW071211020426
42333CB00015B/1372